中医历代名家学术研究丛书

主编 潘桂娟

Academic Research Series of Famous
Doctors of Traditional Chinese
Medicine through the Ages

"十三五"国家重点图书出版规划项目

王蓓蓓 编著

李中梓

中国中医药出版社

·北 京·

图书在版编目（CIP）数据

中医历代名家学术研究丛书. 李中梓 / 潘桂娟主编；王蓓蓓编著.
—北京：中国中医药出版社，2017.9
ISBN 978-7-5132-1657-9

Ⅰ.①中…　Ⅱ.①潘…　②王…　Ⅲ.①中医学—临床医学—
经验—中国—明代　Ⅳ.① R249.1

中国版本图书馆 CIP 数据核字（2013）第 291306 号

中国中医药出版社出版

北京市朝阳区北三环东路 28 号易亨大厦 16 层
邮政编码　100013
传真　010 64405750
河北新华第二印刷有限责任公司印刷
各地新华书店经销

开本 880×1230　1/32　印张 6.25　字数 166 千字
2017 年 9 月第 1 版　2017 年 9 月第 1 次印刷
书号　ISBN 978 – 7 – 5132 – 1657 – 9

定价　45.00 元
网址　www.cptcm.com

社 长 热 线　010-64405720
购 书 热 线　010-89535836
侵 权 打 假　010-64405753

微信服务号　zgzyycbs
微商城网址　https://kdt.im/LIdUGr
官 方 微 博　http://e.weibo.com/cptcm
天猫旗舰店网址　https://zgzyycbs.tmall.com

如有印装质量问题请与本社出版部联系（010 64405510）

项目来源及国家重点图书出版计划

2005 年度国家"973"计划课题"中医理论体系框架结构与内涵研究"（编号：2005CB532503）

2009 年度科技部基础性工作专项重点项目"中医药古籍与方志的文献整理"（编号：2009FY120300）子课题"古代医家学术思想与诊疗经验研究"

2013 年度国家"973"计划项目"中医理论体系框架结构研究"（编号：2013CB532000）

国家中医药管理局重点研究室"中医理论体系结构与内涵研究室"建设规划

"十三五"国家重点图书、音像、电子出版物出版规划（医药卫生）

中医理论肇始于《黄帝内经》《难经》，本草学探源于《神农本草经》，辨证论治及方剂学发轫于《伤寒杂病论》。在此基础上，历代医家结合自身的思考与实践，提出独具特色的真知灼见，不断革故鼎新，充实完善，使得中医药学具有系统的知识体系结构、丰富的原创理论内涵、显著的临床诊治疗效、深邃的中国哲学背景和特有的话语表达方式。历代医家本身就是"活"的学术载体，他们刻意研精，探微索隐，华叶递荣，日新其用。因此，中医药学发展的历史进程，始终呈现出一派继承不泥古、发扬不离宗的繁荣景象。

中国中医科学院中医基础理论研究所，自 2008 年起相继依托 2005 年度国家"973"计划课题"中医学理论体系框架结构与内涵研究"、2009 年度科技部基础性工作专项重点项目"中医药古籍与方志的文献整理"子课题"古代医家学术思想与诊疗经验研究"、2013 年度国家"973"计划项目"中医理论体系框架结构研究"，以及国家中医药管理局重点研究室"中医理论体系结构与内涵研究室"建设规划，联合北京中医药大学等 16 所高等院校及科研和医疗机构的专家、学者，选取历代具有代表性或学术特色突出的医家，系统地阐释与解析其代表性学术思想和诊疗经验，旨在发掘与传承、丰富与完善中医理论体系，为提升中医师理论水平和临床实践能力和水平提供参考和借鉴。本套丛书即是此系列研究阶段性成果总结而成。

综观历史，凡能称之为"大医"者，大都博览群书，学问淹博赅洽，集百家之言，成一家之长。因此，我们以每位医家独立成书，尽可能尊重原著，进行总结、提炼和阐发。此外，本丛书的另一个特点是，将医家特色学术观点与临床实践相印证，尽可能选择一些典型医案，用以说明理论的实践价值，便于临床施用。本丛书现已列入《"十三五"国家重点图书、音像、电子出版物出版规划》中的"医药卫生"重点图书出版计划，并将于"十三五"期间完成此项出版计划，拟收载历代102名中医名家，总字数约1600万。

丛书各分册作者，有中医基础学科和临床学科的资深专家、国家及行业重点学科带头人，也有中青年教师、科研人员和临床医师中的学术骨干，分别来自全国高等中医院校、科研机构和临床单位。从学科分布来看，涉及中医基础理论、中医各家学说、中医医史文献、中医经典及中医临床基础、中医临床各学科。全体作者以对中医药事业的拳拳之心，共同努力和无私奉献，历经数年成就了这份艰巨的工作，以实际行动切实履行了传承、运用、发展中医药学术的重大使命。

在完成上述科研项目及丛书撰写、统稿与审订的过程中，研究团队暨编委会和审订委员会全体成员，精益求精之心始终如一。在上述科研项目负责人、丛书总主编、中国中医科学院中医基础理论研究所潘桂娟研究员主持下，由常务副主编张宇鹏副研究员、陈曦副研究员及各分题负责人——翟双庆教授、刘桂荣教授、郑洪新教授、邢玉瑞教授、钱会南教授、马淑然教授、文颖娟教授、陆翔教授、杨卫彬研究员、崔为教授、柳亚平副教授、江泳副教授、王静波博士等，以及医史文献专家张效霞副教授，分别承担或参与了团队的组织和协调，课题任务书和丛书编写体例的起草、修订和具体组织实施，各单位课题研究任务的落实和分册文稿编写和审订等工作。编委会还多次组织工作会议和继续教育项目培训，组织审订委员会专家复审和修订；最终由总主编逐册复审、修订、统稿并组织作者再次修订各分册文稿。自 2015 年 6 月开始，编委会将丛书各分册文稿陆续提交中国中医药出版社，拟于 2019 年 12 月之前按计划完成本套丛书的出版。

2016 年 3 月，国家中医药管理局颁布了《关于加强中医理论传承创新的若干意见》，指出"加强对传承脉络清晰、理论特色鲜明的古代医家的学术思想研究，深入研究中医对生命、健康与疾病认知理论，系统总结中医养生保健、防病治病理论精华，提升中医理论指导临床实践和产品研发的能力，切实传承中医生命观、健康观、疾病观和预防治疗观"。上述项目研究及丛书的编写，是研究团队对国家层面"加强中医理论传承与创新"号召的积极响应，体现了当代中医学人敢于担当的勇气和矢志不渝的追求！通过此项全国协作的系统工程，凝聚了中医医史、文献、理论、临床研究的专门人才，培育了一支专业化的学术队伍。

在此衷心感谢中国中医科学院及其所属中医基础理论

研究所、中医药信息研究所、研究生院，以及北京中医药大学、陕西中医药大学、山东中医药大学、云南中医学院、安徽中医药大学、辽宁中医药大学、浙江中医药大学、成都中医药大学、湖南中医药大学、长春中医药大学、黑龙江中医药大学、南京中医药大学、河北中医学院、贵阳中医药大学、中日友好医院等16家科研、教学、医疗单位，对此项工作的大力支持！衷心感谢中国中医药出版社有关领导及华中健编审、伊丽萦博士及全体编校人员对丛书编写及出版的大力支持！

本丛书即将付梓之际，百余名作者感慨万千！希望广大读者透过本丛书，能够概要纵览中医药学术发展之历史脉络，撷取中医理论之精华，传承千载临床之经验，为中医药学术的振兴和人类卫生保健事业做出应有的贡献！

由于种种原因，书中难免有疏漏之处，敬请读者不吝批评指正，以促进本丛书不断修订和完善，共同推进中医药学术的继承与发扬！

《中医历代名家学术研究丛书》编委会

2016 年 9 月

凡
例

一、本套丛书选取的医家，均为历代具有代表性或特色学术思想与临床经验的名家，包括汉代至晋唐医家 6 名、宋金元医家 18 名、明代医家 25 名、清代医家 46 名、民国医家 7 名，总计 102 名。每位医家独立成册，旨在对医家学术思想与诊疗经验等内容进行较为详尽的总结阐发，并进行精要论述。

二、丛书的编写，本着历史、文献、理论研究有机结合的原则，全面解读、系统梳理和深入研究医家原著，适当参考古今有关该医家的各类文献资料，对医家学术思想和诊疗经验，加以发掘、梳理、提炼、升华、概括，将其中具有理论意义、实践价值的独特内容阐发出来。

三、丛书在总体框架上，要求结构合理、层次清晰；在内容阐述上，要求概念正确、表述规范，持论公允、论证充分，观点明确、言之有据；在分册体量上，鉴于每个医家的具体情况不同，总体要求控制在 10 万～20 万字。

四、丛书每一分册的正文结构，分为"生平概述""著作简介""学术思想""临证经验"与"后世影响"五个独立的内容范畴。各分册将拟论述的内容按照逻辑与次序，分门别类地纳入以上五个内容范畴之中。

五、"生平概述"部分，主要包括医家姓名字号、生卒年代、籍贯等基本信息，时代背景、从医经历以及相关问题的考辨等。

六、"著作简介"部分，逐一介绍医家的著作名称（包括现存、已经亡佚又经后人辑复的著作）、卷数、成书年代、主要内容、学术价值等。

七、"学术思想"部分,分为"学术渊源"与"学术特色"两部分进行论述。前者重在阐述医家之家传、师承、私淑(中医经典或前代医家思想对其影响)关系,重点发掘医家学术思想的历史传承与学术渊源;后者主要从独特的学术见解、学术成就、学术特点等方面,总结医家的主要学术思想特色。

八、"临证经验"部分,重点考察和论述医家学术著作中的医案、医论、医话,并有选择地收集历代杂文笔记、地方志等材料,从中提炼整理医家临床诊疗的思路与特色,发掘、总结其独到的诊治方法。此外,还根据医家不同情况,以适当方式选录部分反映医家学术思想与临证特色的医案。

九、"后世影响"部分,主要包括"学术影响与历代评价""学派传承(学术传承)""后世发挥"和"国外流传"等内容。其中,对医家的总体评价,重视和体现学术界共识和主流观点,在此基础上,有理有据地阐明新见解。

十、附以"参考文献",标示引用著作名称及版本。同时,分册编写过程中涉及的期刊与学位论文,以及未经引用但能体现一定研究水准的期刊与学位论文也一并列出,以充分体现对该医家研究的整体状况。

十一、附以丛书全部医家名录,依照年代时间先后排列,以便查检。

十二、丛书正文标点符号使用,依据《中华人民共和国国家标准标点符号用法》（GB/T 15834-2011）。医家原书中出现的俗字、异体字等一律改为简化正体字，个别不能对应简化字的繁体字酌予保留。

《中医历代名家学术研究丛书》编委会

2016 年 9 月

内
容
提
要

李中梓，字士材，号念莪，生于明万历十六年（1588），卒于清顺治十二年（1655），江苏云间（又名华亭、松江府）南汇（今上海南汇）人。明末清初著名医家，学术成就卓著。著有《内经知要》《医宗必读》《删补颐生微论》等。李中梓重视脾肾，提出水火阴阳论，擅长"别症、知机、明治"，注重养生、三因制宜，重视医风医德。本书主要包括李中梓的生平概况、著作简介、学术思想、临证经验和后世影响等。

李中梓，字士材，号念莪，生于明万历十六年（1588），卒于清顺治十二年（1655），江苏云间（又名华亭、松江府）南汇（今上海南汇）人。明末清初著名医家。著有《内经知要》《医宗必读》《伤寒括要》《删补颐生微论》，以及《本草通玄》《诊家正眼》《病机沙篆》等，后三书合称《士材三书》，还有《（镌补）雷公炮制药性解》等。

李中梓治学严谨尚实，注重中医理论研究；兼取众家之长，勤于探索，既能汲取前人精华，又有自己新的见解。其著作平易好懂，有裨于初学，故成为后世一般医师带徒或自学中医的教材，且流传很广，对中医学的普及与提高具有重要的贡献。李中梓重视脾肾，提出水火阴阳论，擅长"别症、知机、明治"，注重养生、三因制宜，重视医风医德。

李中梓以其深厚的医学理论和丰富的临床实践培养了很多学生，而且多知名于时而载于史志。其中，以吴中医家为大多数，且一传再传，既形成了流派，又不断发展。其学术思想一传于沈朗仲，二传于马元仪，三传于尤在泾，被后世称为"李士材学派"，在中国医学史上产生了广泛的影响。

通过在中国知网（CNKI）上检索，收集到与李中梓相关的论文100余篇。此外，收集到中国中医药出版社出版的《李中梓医学全书》1部，以及李中梓所撰著作的不同版本数部。从以上论文及著作内容来看，现代学者的学术研究中，大多是对李中梓某一学术观点或某一临证用药经验进行阐释，或对李中梓的学术特点进行简要总结，缺乏对其学术渊源、学术特点、临证经验等的深入研究和全面总结。

　　本书主要在研读李中梓医学著作及古今相关文献资料的基础上，从生平、著作、学术思想、临证经验、后世影响等几个方面，论述李中梓的学术成就。其中，通过对李中梓所处时代社会文化背景、家庭背景、本人经历等，考察李中梓的生平；在充分研读李中梓著作的基础上，参考古今医家相关论著、医案等，系统整理、总结和阐明其学术渊源、学术特点、临证经验；通过分析古今医家有关李中梓学术传承的文献资料，客观评价李中梓对后世中医学术发展的影响。

　　李中梓具有深厚的医学理论功底和丰富的实践经验，而且生平著作甚多。其学术思想及诊疗特点，对后世中医理论发展和中医临床实践，产生了深远的影响。本书旨在通过对李中梓学术成就的系统总结，为后人能够更好地学习、掌握李中梓学术思想和临证经验提供参考。

　　本次整理研究依据的主要版本，是 1957 年上海卫生出版社出版的《医宗必读》，1963 年人民卫生出版社出版的《内经知要》，1966 年上海科学技术出版社出版的《诊家正眼》，以及 1999 年中国中医药出版社出版、包来发主编的《李中梓医学全书》。

　　在此衷心感谢文献的作者及支持本项研究的各位同仁！

云南中医学院　　王蓓蓓

2015 年 6 月

目录

李中梓

生平概述

李中梓，字士材，号念莪，生于明万历十六年（1588），卒于清顺治十二年（1655），江苏云间（又名华亭、松江府）南汇（今上海南汇）人。明末清初著名医家，学术成就卓著。著有《内经知要》《医宗必读》《删补颐生微论》等。李中梓重视脾肾，提出水火阴阳论，擅长"别症、知机、明治"，注重养生、三因制宜，重视医风医德，是中国医学史上颇有影响的医学大家。

一、时代背景

（一）医学背景

金元时期是中医学史上学术气氛非常活跃、影响深远的一个时期。继刘完素倡导火热论之后，又有河北易州的张元素研究脏腑辨证，并在总结继承前人学术成就的基础上，结合自身临证经验，创立了较为系统的脏腑寒热虚实辨证体系。此后在其弟子及后世私淑者的努力下进一步发挥，在脏腑病机和辨证治疗方面取得了巨大成就，形成了著名的易水学派，张元素亦成为易水学派的开山宗师。

李杲，字明之，晚号东垣老人，金代河北真定人，金元医学四大家之一。李杲师从于张元素，尽得其传，临证重视脾胃、重视元气。在金元时期，中国北方战争频繁，劳动人民饱受饥饿、劳役、惊恐之苦，内伤病的发生较多。在这种社会背景下，又在张元素脏腑辨证理论的启发下，李杲深入探讨脾胃内伤病机，并紧密结合自身临证实践，主张脾胃为元气之本而主升发，重视脾胃对元气的化生作用；指出若为饮食劳倦等所伤，脾胃则不主升发，元气不足，乃百病发生之由，提出"脾胃内伤，百病由生"理论。其在《脾胃论·天地阴阳生杀之理在升降浮沉之间论》中云："或下泄而久不能升，是有秋冬而无春夏，乃生长之用陷于殒杀之气，而百病皆起。"从而制定益气升阳、甘温除热的治疗大法，创制补中益气、升阳益胃等名方，并详辨内伤与外感之异同。李杲重视脾胃的思想，对李中梓所持重视脾肾的观点亦产生了很大的影响。

张元素、李杲、王好古、罗天益诸家，师承授受，形成了易水学派。易水学派的脏腑病机研究，到了明代又有了进一步的发展。诸多医家在继承了李杲脾胃学说的基础上，进而探讨肾和命门的病机，从阴阳水火不足的角度探讨脏腑虚损的病机与辨证治疗，建立了以温养补虚为临床特色的辨治虚损病证的系列方法，理论上发展成为以先天阴阳水火为核心的肾命理论。虽被后人习惯上称之为温补学派，实则为易水学派学术思想的延续。温补学派的代表医家有薛己、孙一奎、赵献可、张景岳、李中梓等。

张元素之学，先后传于李杲与王好古，李杲之学传于罗天益。而私淑于李杲的医者有薛己、张景岳、李中梓等诸家。赵献可又私淑薛己，传承赵献可之学的学者有高鼓峰、董废翁、吕晚村诸人。而张璐于薛己和张景岳二家之学均有所承受。李中梓之学，一传于沈朗仲，再传于马元仪，三传于尤在泾。易水学派的师承关系，大体如此。

以上温补诸家均崛起于明代，这绝非偶然。自元末以来，丹溪之学风行于世，后世医家多偏执滋阴降火之说而滥用寒凉，袭以成弊，遂致明代温补诸家起而驳正之。这些医家，承李杲脾胃之学，而由脾及肾，深究阴阳理论与肾命病机，注重保护人体阳气，丰富了对脏腑虚损病证的辨证与治疗，成为易水学派发展过程中，以温养补虚为临床特色的又一流派。

（二）家族背景

李中梓出身官宦之家。世代居住于上海南汇所城里。曾祖名唤李府，字一乐，为华亭武官，训练本族的壮丁，协助军队。明嘉靖三十二年（1553）秋，倭寇侵犯所城，李府率领次子李香（字友兰）出战抗敌，不幸一同阵亡。次年，倭寇又来侵犯，李府的儿子李黍（字思溟），时年19岁，慨然迎战报仇，在城头被敌寇炮击身亡。巡抚在本城东门设立忠勇祠，祭祀府、香、黍三人。

李香有三子，次子李尚兖为李中梓的父亲。李尚兖初名李兖，字补之，号震瀛，因直指使尚维持在巡视的时候，非常赏识李兖的文章，便把自己的姓加在他的名里，以示宠信，李兖遂改名为李尚兖。明万历十七年（1589），李尚兖中进士。他精通理学，兼究漕运、河防、火攻、壬遁诸书。万历二十年（1592）补廷试，授兵部主事。同年病故，当时李中梓年仅4岁。伯父尚雅，字伯安，号鹤汇。据《南吴旧话录》记载，李尚雅少负异才，下笔千言立就，而且膂力绝人，能倒拔牛尾，发矢百步之外而无不命中。李尚雅因家贫而放弃功名之路，遵母命天天渔猎，日得百钱，以供弟尚兖读书。另有叔父李尚绁，字袭之，为县文学，是一位忠厚的长者。

至李中梓一代，仍居住在南汇所城里。其胞兄李中植，号念曾，是著名学者，兼通医药，少年有俊秀之才，可惜三应乡试而不中，至明万历四十年壬子（1612）因病身故。李尚雅之子李中立，字士强，又字正宇，号念山，明万历二十三年（1595）进士。他曾任浙江按察、四川主考、大理寺卿右评事，所至多治绩。李中梓兼通医术，著有《本草原始》12卷，明万历四十年（1612）刊行于世。因年近三十而无子，故在吴门另娶一妾，初云姓章，姿容殊绝，花烛之夕，问其何以卖身，章氏泣曰：真姓为李，父欠章家银钱，故隐匿之，他坚持同姓不婚，生而不蕃，立即唤老妪将其送回，嫁一士人为妻，此事传遍江南。在临川抓获劫米盗者十二人，李中立审之，方知岁饥乏食，死者过半，他们夺食为图一饱，乃赦归未科以罪，人皆颂德不已。李中立之子李延昰，原名彦贞，字期叔、我生、辰山，号漫庵、寒村，师事中梓，成为名医，著有《补撰药品化议》（一作《辨药指南》）14 卷、《脉诀汇辨》10 卷、《医学口诀》《痘疹全书》等。李尚绸之子李中孚，字士修，善于骑射。明崇祯十五年（1642）武举人，任浏河游击。崇祯十七年（1644）清兵南下时，抗战阵亡。

李中梓家族世系列表：

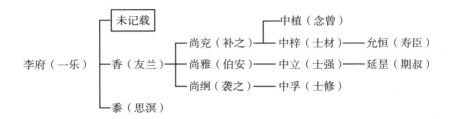

二、生平纪略

李中梓虽自幼丧父，但其天性非常聪颖，早年习举业，十二岁即取得生员资格，并获有声名。他精文学，涉猎广博，通地理、兵法，言必中的，语惊四座。其门人董庱（字晋臣）在《诊家正眼·董序》中说："吾师以七步才，春秋十二，辄童试冠军。观场者九，副榜者再，而奇于遇，遂隐居乐道。"李中梓虽然学业精通，但是由于其不合当时的"诗文要歌颂者，人物取软滑者"的录取标准，故应考九次仍未能中举，仅两中副车（副榜贡生）。而导致李中梓弃儒从医的直接原因，是他的母亲当时罹患疾病，由于没有良医医治不幸而亡，又由于李中梓从小身弱多病，他的两个儿子也是因为生病后被庸医治疗不当而夭折，进而使其放弃了对仕途的追求转而学医。李中梓在《颐生微论》中言："余壬辰（1592）亡父，癸卯（1603）亡妻，乙巳（1605）亡母，壬子（1612）亡兄……仓卒求医，半为药误，而余又早岁多疴，未免临方定思，是历境之有感者也。"他在《删补颐生微论·自序》中说："余少治经生言，及两亲子俱以药误，予又早岁多疴，始惕然迫于思，而以邹鲁之业，兼岐黄家言，药世道之受病，而因以通有生之疾，似同源而流矣。"另外，《诊家正眼·秦卿胤序》中云："遇太夫人疾，因事灵兰，学博道精，悟人玄妙，弹指间使沉疴顿起，遍地阳春。"《士材三书·尤侗序》云："且先生晚年精于二氏（佛、老），故其书名曰《正眼》、曰《通玄》、曰《沙篆》，均有取焉。"

李中梓仕途失意，转而学医，至老遁入空门。李中梓潜心钻研医学理论并进行医学实践四十余年，在学医及行医的过程中，他孜孜不倦地钻研古典医著，上自轩岐，下迄百家，其中对张仲景、张元素的学说最为推崇，研究颇深，深受易水、温补诸大家的影响，还常与当时江南名医王肯堂、施笠泽、秦昌遇等相互切磋医学经典。李中梓临证每多奇效，名冠大江南北，成为明清间江南著名医学家。

李中梓不但精于医学，还涉猎广泛，精通兵法。明末崇祯帝殉国后，马士英等人在南京立福王，马士英与李中梓素有交情，因为当时的监军杨文骢无意中获知李中梓家藏董其昌的行书长二十余丈的绢本手卷，便立即报知马士英，于是马士英写信于李中梓，拟向李中梓借阅董其昌手卷，并且允诺将派充知州的官职给李中梓。李中梓手上这手卷，源于其一位姨兄将赴通判之任时，因缺乏路费，特携此向李中梓抵借二百金。由于董其昌是李中梓父亲的朋友，此卷又是其得意之笔，故此手卷对于李中梓来说非常珍贵。看到马士英既已着意于此手卷，李中梓测度情势，认为此手卷难再留藏，于是设了董其昌神位，焚香祝告之后，将此手卷驰送马士英邸第。隔了数天，马士英即送来押款原数，而聘李中梓为官的诏书，也已同时发到松江府中，李中梓急忙原数还金，并托病坚辞不出。马士英又以李中梓深通兵法，将其推荐给朝廷，并且派杨文骢逼迫李中梓上道，同时授给李中梓中书舍人的官衔，最后李中梓无可奈何，不得不佯作疯狂，另外央求钱牧斋从中调解，最终此事方作罢。但是马士英终以李中梓有意远己而记恨之，幸而后因大局失败，马士英自浙奔闽，无暇顾及，李中梓得以安全无恙。

清朝后，吴天树老，雨过风残，李中梓以前朝"胜国遗民"的身份，蛰居于家中，每忆及劫火弥天，一曲悲歌，十年血泪，于顺治十二年（1655）饮恨而逝，终年67岁。

李中梓有一子，名允恒，字寿臣，不以医名。李中梓虽生徒满宇内，但他誓不传自家子弟，虑为赵括之续也。

三、从医经历

李中梓从事医学四十余年，以其精湛的医术治愈过无数病人，在当时极负盛名，与刘道深、徐子瞻、沈元裕一起，被民间誉为上海四大医家。李中梓精研古典医著，上自轩岐，下迄百家。其中，他对张仲景、张元素的学说最为推崇，研究颇深。李中梓学识广博，思想活跃，学风严谨，对各家学说均能够给予公正的研究和评价，从不拘于门户之见。李中梓一生勤于笔耕，所撰医书较多，版本亦众多，流传非常广泛，学验俱富，医名远扬。彭孙贻在《脉诀汇辨·序》称其为"近代之和、扁也"，声震江左。李中梓凭借其雄厚的医学理论和丰富的临床实践经验培养了诸多学生，被后世称为"李士材学派"。

李中梓交往广泛，与当时的相国钱机山、给谏许霞城、文学沈子凡、少司丞张侗初、郡守黄敬如、光禄卿吴玄水、郡守张三星、工部主政王汉梁、相国杨文若、刑部主政徐凌如、工部主政唐名必、制台张石林、孝廉王征美、两广都宪李来吴、苏淞道万玄圃、给谏章鲁斋、徽商汪华泉、邵武邑宰何金阳、抚台周洱如、抚台毛孺初、浙江邑宰严知非、吏部少宰蒋恬庵、青浦邑尊韩原善等耆宿、学者、官僚均有交往。李中梓性素矜贵，非富贵人家不能延致。从所载的医案看，他所诊治的病人大多非富即贵，所治甚验。凡拥有巨资的富贵人物飞函延诊，则索取高昂的聘金。李中梓除了临证、著书、授徒外，亦经常与施沛、秦昌遇、王肯堂、吴县的郭大川、闵曙公等当时的名医互相切磋医技，探讨医理。还经常出诊苏州、浙江北部等地。李中梓曾两次较长时间寓居于苏州上津里郭大川处，其治疗癥积的方子阴阳攻积丸，就是在郭园向当地老妪访得。

当时的江南长洲，有名医张璐，出身于官宦之家，自幼习儒，兼通医学，明亡后弃儒业医，遂成为清代名医，撰有《张氏医通》《伤寒绪论》《本经逢原》《诊宗三昧》等。张璐年龄比李中梓约小 30 岁，十分敬重李中梓，在《张氏医通》中引用了《内经知要》《医宗必读》《士材三书》等诸多内容，并邀请李中梓门人沈朗仲、马元仪、李延昰等参阅校订。

《里中医案》《医宗必读》等医学文献中，记载了李中梓与一些名医共同诊疗及其为医家治病的情况，现将有关资料摘录于下。

1. 施沛

施沛（1585—1661），字沛然，号笠泽居士，又号元元子，华亭（今上海市松江）人，贡生，天启（1621—1627）初，授河南廉州通判。施沛兼通医术，尤其精于辨证，擅长治伤寒，曾撰《祖剂》4 卷，该书以仲景之方为主，宋元以后时方以类附录。另撰有《云起堂诊籍》1 卷、《脉征》2 卷，现存。还著有《藏府指掌图》《经穴指掌图》《说疗》《脉微》《医医》《黄帝脉书》等，但未见流传。

《里中医案》记载李中梓为施沛诊治关节肿痛的医案："别驾施笠泽，两足肿重，痛若虎啮，叫号彻于户外。医以四物汤加槟榔、木通、牛膝、苡仁，数剂病不少减。余曰：阴脉细矣，按之至骨则坚，未可竟以虚责也。

况两膝如绯，扪之烙手，当以黄柏五钱为君，木通四钱为佐，槟榔一钱为使，日进两剂，可使遄已。笠泽服之。十余剂而愈。"

《诊家正眼·代脉》中收录了二人共同诊病，讨论代脉的情况："善化县黄桂岩，心疼夺食，脉三动一止，良久不能自还。施笠泽云：五脏之气不至，法当旦夕死。余曰：古人谓痛甚者脉多代。周梅屋云少得代者死，老得代脉者生。今桂岩春秋高矣，而胸腹负痛，虽有代脉，不足虑也。果越两旬而桂岩起矣。故医非博览，未易穷脉之变耳！"

《云起堂诊籍》记载："庠友唐仲宣乃政，产后心神恍惚，言语错乱，召余治。予曰：此产后心虚，败血停积，上干于胞络，致病若此。先用佛手散加石菖蒲、五灵脂、刘寄奴、姜黄等药，以除败血，后以归脾汤调理而安。至明年五月复产，产后复患前证，遍延诸医。予仍书前方，一医讶曰：寄奴、姜黄等药，从何来耶？仲宣疑不复用。至是岁仲冬，予偶同李士材过大洪桥，忽遇仲宣，喜而迎曰：内子自乳子后，或歌哭嗔笑，或狂妄不常，向服安神清心之剂不效，夜来几自缢矣。今偶值二子，岂天赐耶？幸为诊之。余同士材往诊，六脉沉涩，余曰：瘀血夹痰，久且益坚，非前药所能疗也。用归尾、桃仁煎浓汤，下滚痰丸，二服。每服三钱，下去恶物。后用镇肝丸调理而痊。"

《医宗必读·伤寒》记载："社友韩茂远，伤寒九日以来，口不能言，目不能视，体不能动，四肢俱冷，众皆曰阴证。比余诊之，六脉皆无，以手按腹，两手护之，眉皱作楚，按其趺阳，大而有力，乃知腹有燥屎也。欲与大承气汤，病家惶惧不敢进。余曰：吾郡能辨是证者，惟施笠泽耳。延至诊之，与余言若合符节，遂下之，得燥屎六七枚，口能言，体能动矣。故按手不及足者，何以救此垂绝之证耶？"

2. 秦昌遇

秦昌遇（1547—1629），字景明，号广野山人，又号乾乾子，南直隶松江府上海（今上海）人。秦昌遇因自幼多病而学医，虽无师授，而遍通方脉，尤为擅长儿科，治婴儿疾称神。著有《幼科折衷》2卷、《幼科金针》2卷、《痘诊折衷》2卷（抄本）、《脉法颔珠》2卷（抄本），以及由其侄孙秦之祯（字皇士）整理的《脉因证治》5卷，另有《大方折衷》《病机提要》《大方医验大成》（抄本）《伤寒总论》《女科秘方摘要》（抄本）等。李中梓撰著的《医宗必读》10卷，于明崇祯十年丁丑（1637）刊印问世。4年后，秦昌遇撰《辨正医宗必读》，补充和纠正李中梓书中的疏漏之处，阐发精到之处。

《里中医案》中，有李中梓使用涌吐法为秦昌遇治疗痰饮病的病案："社友秦景明，素有痰饮，每岁必四五发，发即呕吐不能食。余曰：病日久而结成窠囊，非大涌之弗愈也，须进补中益气十日，而后以瓜蒂散频投，涌如豆汁，继如赤豆沙者数升，已而复得水晶者升许。如是者七补之，七涌之。百日而窠囊始尽，专服六君子汤、八味丸，经年不辍。"

3. 王肯堂

王肯堂（1549—1613），字宇泰，亦字损仲，号损庵，自号念西居士，金坛（今江苏金坛）人。为明代著名医学家，著有《六科证治准绳》《医辨》《医论》等多种医书。李中梓比王肯堂的年龄小37岁，王肯堂是李中梓的前辈，对李中梓的医术十分信赖，其晚年的脾泄病亦由李中梓用巴豆霜治愈。

《医学达变》记载："王肯堂精医术，年八旬患脾泄，群医咸以年高体虚，辄投滋补，疾愈甚。惟李士材先生视之曰：公体肥多痰，愈补则愈滞，当用迅利药荡涤之，能弗疑乎？王曰：当世知医者惟我与尔，君定方，我服药，又何疑。遂用巴豆霜去油净服，即下痰涎数升，疾顿愈，使拘年高体虚及下多伤阴之说，疾何能瘳。经云：通因通用，信然。"此案载于《对山书屋墨余录》中。

李中梓凭借高深的医道和精湛的医术救人无数，被誉为上海四大医家之一。其在学术思想上及临证中，重视先后二天，提出水火阴阳论，擅长"别症、知机、明治"，注重养生、三因制宜，重视医风医德，其学术思想一传沈朗仲，二传马元仪，三传尤在泾，被后世称为"李士材学派"。

李中梓

著作简介

李中梓钻研中医经典，博览诸家之说，结合自身多年临证经验，先后著书二十余部。但由于屡经战乱，著作散佚过半，至今仅存9种。传世著作有《内经知要》《医宗必读》《药性解》《删补颐生微论》《伤寒括要》《士材三书》等。诸书虽卷帙不多，但涉及面广，文字精炼，深入浅出，便于初学，故流传甚广，对医学普及发挥了重要作用。其中，尤以《内经知要》《医宗必读》最为有名。

一、《删补颐生微论》

《删补颐生微论》，4卷，刊行于明崇祯十五年壬午（1642）。卷一列三奇、医宗、先天、后天、辨妄、审象、宣药、运气八论，论述养生修摄方法，简介历代医著，阐述脾肾的重要性、诊脉、用药及五运六气学说。卷二载脏腑、别症、四要、化源、知机、明治、风土、虚劳、邪祟、伤寒、广嗣、妇科十二论，详述脏腑功能与经络，辨证、治则及虚劳、不育、伤寒、妇科病的诊治。卷三为药性论，载常用药物140种，附录20种，记载了李氏用药经验。卷四有医方论、医案论、感应论，计方99首，述案30条，善恶之报10条。李中梓因《内经》为"医学之祖"，每篇均引述《内经》有关经文作为理论基础。此书内容非常丰富，既有基础理论，又有临床治疗经验，图文并茂，切于实用。

《颐生微论》是李中梓的第一部著作，刊行于明万历四十六年戊午（1618）。该书前有苏松备兵使者东海高出、施沛及万历戊午仲冬李中梓书于飞映阁的序文各一篇，采辑书目，总目录并凡例。正文为三奇论第一至感应论第二十二。卷首题为"云间念莪李中梓士材父著、笠泽施沛沛然父校、书林叶仰峰梓行"。此书面世后，李中梓自序云："乃翕然遍走天下……三吴中遂以长沙氏目相之。"

此书后经其门人沈颐（字朗中）修订、后学吴进（字石虹）、儿子李允恒（字寿臣）校阅，删去原书所有的序文、采辑书目、感应论第二十二，增加了"先天根本论、后天根本论"二节，对卷首著、校及中梓所行的文字做了改动，重新写序，收录了程峋、项煜所撰写之序及李中梓的自序，改名为《删补颐生微论》，于崇祯十五年壬午（1642）以《李士材医书二种》的形式刊行于世。项煜在序文中解释了书名的含义，他说："颐者，养也。"又说："夫微非幽隐之谓也。既观其所养，复观其自养，二义尽其蕴矣。"书前有"采辑书目"，共列七十七种，有《素问》《灵枢》《脉经》《丹溪四书》《东垣十书》《河间三书》《仲景全书》《儒门事亲》《伤寒六书》《六科证治准绳》《玉机微义》《本草纲目》《养生主论》等明代以前的著名医书。

二、《医宗必读》

《医宗必读》，10 卷，刊刻于明崇祯十年（1637）。此书是李中梓"究心三十余年"（《医宗必读·自序》）始成。卷一为医论及图说，其中医论 14 篇，详述医学源流及学医基本知识，指导学医门径为主，重点论述"肾为先天之本""脾为后天之本"及"水火阴阳论"等，图说论述脏腑经络的生理病理。卷二为脉诊、色诊，并载新著四言脉诀、脉法心参、色诊，摘引前贤名论，论述个人心得，纠正旧本之误。卷三、卷四为《本草徵要》，论述常用药物 350 余种，分草、木、果、谷、菜、金石、土、人、兽、禽、虫鱼 11 部。每药论述药物的性味、归经、功用、主治、配伍及禁忌等。各药以歌赋体裁写成，便于诵读，并有小字注文予以阐述。卷五为论伤寒。

卷六至卷十共列伤寒、真中风、类中风、伤风、虚劳、水肿胀满、积聚、反胃噎膈、痢疾、头痛、呕吐哕等内科杂病35种，对病因、病机、症状、治法、方药均详细论述，均先取《内经》，次采各家名论，并参以己见和医案举例。

李中梓在《医宗必读·自序》中云："尝考古之著医书者，汉有七家，唐九倍之，得六十四，宋益以一百九十有七，兼之近代，无虑充栋。然《金匮玉函》之精，而六气之外不详；《天元玉册》之密，而拘方之词多泥。孝忠乱（钱乙）之撰，完素假异人之传；上谷之书久湮，睢水之法偏峻，况其他乎？俚者不堪入目，肤者无能醒心，约者多所挂漏，繁者不胜流览。盖余究心三十余年，始知合变，而及门者苦于卓也。曩所著《微论》诸书，未尽玄旨。用是不揣鄙陋，纂述是编。颜曰《必读》，为二三子指南。"

《医宗必读》因其内容丰富，言语简朴，立论中肯，辨析精详，选方实用，一刊行即广为流传，是李中梓的代表作之一，反映其治学师古而不泥，采贤而不拘。全书阐述医理有独到之见，辨证施治精实周全。其后《张氏医通》《医宗金鉴》《类证治裁》等均引用其中内容，足见影响之大。

三、《内经知要》

《内经知要》，2卷，刊刻于明崇祯十五年（1642）。李中梓认为，《内经》乃"三坟"之一，其内容"上穷天纪，下极地理，远取诸物，近取诸身，更相问难，阐发玄微，垂不朽之弘慈，开生民之寿域。第其理道渊深，文辞古雅，非谙熟精思，鲜有得其解者"（《医宗必读·读〈内经〉论》）。凡从事医学者均应勤求精究《内经》，故在《医宗必读》之卷首即设"读《内经》论"。

李中梓鉴于《内经》年代久远、理奥趣深，非一般医家所能解，而且卷帙浩繁不易卒读，遂从《素问》《灵枢》中精选重要篇章的内容及临床切用的经文，依据《内经》理论体系予以分类，并参考杨上善、滑寿、王冰、张景岳等人的注释，对精选的《内经》经文进行必要的校勘和大量的注释，并在每章之末，以"愚按"标志加上按语，编成《内经知要》2卷。于明崇祯十五年（1642）以《李士材医书二种》形式出版。李中梓的注释文字，立论审慎公正，说理透彻，阐发己意，言简意赅。由于该书内容简要，条理清晰，遂成为初学者的入门读本。薛雪在《内经知要·序》中称："惟《内经知要》比余向日所辑《医经原旨》，尤觉近人。以其仅得上下两卷，至简至要，方便时师之不及。用功于鸡声灯影者，亦可以稍有准则于其胸中也。"

《内经知要》全书分为道生、阴阳、色诊、脉诊、藏象、经络、治则、病能八篇，搭建了中医理论体系的基本框架。首冠以道生类，体现《内经》"治未病"及"人与天地相参"的医学思想；次列阴阳类，以阐明中医认识人和自然的基本方法；再以藏象、经络类，论述生理病理，而色诊、脉诊、病能、治则类，则反映辨证论治内容。虽仅八类，然生理、病理、诊断、治疗无所不赅，扼要地勾画了《内经》理论体系的概况。李中梓对经文的注释采各家之长，且能联系其临床体验，较为客观公正，并有自身独到的发挥。

此书自问世后，历代不断重刊，有木刻本、铅印本、石印本、影印本多种版本形式。从卷数看，该书可以分为二卷本和十卷本两大体系，二卷本占多数。

四、《（镌补）雷公炮制药性解》

《（镌补）雷公炮制药性解》，6卷，成书于明万历四十七年（1619），刊刻于明天启二年（1622）。明万历四十七年（1619），李中梓撰写成《药性解》。他在"自序"中说："余以少孤，不及操药以进慈父，间为母氏尝之，退而考诸方书，多所不合，斯用痛心，乃于读书之暇，发《本经》《仙经》暨十四家本草、四子等书，靡不悉究，然后辩阴阳之所属，五行之所宜，著《药性解》二卷。"

《药性解》收常用药物 323 味，分为金石、果、谷、木、菜、人、禽兽、虫、鱼九部，各药简述性味、归经、功治，又附作者之"按"，注解药性及说明用药特点，简洁明了。此书为李中梓早年之作，由于当时《本草纲目》尚未面世，故该书多取金元本草予以辨正比较。此书后由姑苏钱允治订补，以李中梓的《药性解》二卷为本，增入《雷公炮炙论》135 条文于相应条之后，增为 6 卷，名为《(镌补) 雷公炮制药性解》，于明天启二年 (1622) 刊刻问世。所引书目有《黄帝素问》《神农本经》《蜀本草》《食疗本草》《吴氏本草》《四声本草》《唐本草余》《食性本草》《药对》《本草性事类》《证类本草》《药性论》《日华子本草》《南海药膳》《太上玄变经》《本草衍义》《三洞要录》《东垣药性》《丹溪药性》等 36 种。此书问世后，由于其在内容上，药物特性、炮制方法兼备，且功用、主治悉具，便于后学检阅讨论，故流传甚广。

五、《伤寒括要》

《伤寒括要》，2 卷，成书于清顺治六年 (1649)。李中梓曾参考历代注家之说，研究张仲景《伤寒论》，于清顺治二年 (1645) 撰成《伤寒授珠》10 卷，后毁于战火，遂将《伤寒授珠》删繁去复，保留提要，摘取各家之注，加以融炼发挥，撰成《伤寒括要》2 卷。李中梓撰写此书的目的，如其在《伤寒括要·凡例》中所云："仲景《伤寒论》暨《金匮要略》，诚为千古医宗，但文辞简古，义味深玄，非熟读深思，未易明了，不揣肤俚，将以注疏，畅其言外之旨，开其晦蚀之光。"《伤寒括要》主要探讨外感病，上卷为伤寒总论、各经证治总论、各症总论，简要阐析了伤寒六经病诸种证候及伤寒诊法；下卷首先介绍伤寒部分杂病、风温、湿温、温疟、妇人伤寒等内容，并重点列述六经诸篇方论及霍乱方、杂方。

六、《诊家正眼》

《诊家正眼》，2卷，成书于明崇祯十五年（1642）。此书为脉学专著，是李中梓以《内经》《难经》为基础，参考王叔和、李东垣、朱震亨、滑寿、戴共父、李时珍等诸家脉诊学说，附以按语或注释，进而阐释脉学的基本理论及临证应用的著作。该书包括脉象的机理，切脉的部位、时间和方法，切脉的注意事项，常脉，病脉及妇人、小儿脉法等。李中梓还提出，临证时应望、闻、问、切四者互为参考，不能过度依赖脉诊，并在《诊家正眼·必先问明然后诊脉》中云："不问其症之所由起，先与切脉，未免模糊揣度，必不能切中病情者矣。"李中梓还在文中以四言歌诀的形式，描述了28种脉的体象、主病、兼脉、疑似脉的鉴别等内容，并批驳了高阳生《脉诀》之谬。最后附脉法总论，以表里阴阳气血虚实为纲进行归纳。由于此书为李中梓集多年临床经验，注释发挥，阐述自己的见解，句句推敲，字字审确而成，故辨析精详，切合实用，为脉诊初学者入门之书。

七、《本草通玄》

《本草通玄》，2卷，成书于清顺治十二年（1655）。此书为药学著作，正文载药346种。上卷载草部、谷部二部；下卷载木、菜、果、寓木、苞木、虫、鳞、介、禽、兽、人、金石共12部。书中对每药均论述其性味、归经、功用、主治、配伍、炮制、煎服法、注意事项、禁忌、辨别药物真伪等，并根据《内经》及历代名家的论述，结合自己的临床经验，加以阐述发挥。同时，李中梓还指出有些医家用药的错误之处。另附有食物性鉴赋四首，分析寒凉、温热、平性的食物功用和禁忌，并介绍部分有毒动植物药，以及解毒药物和方法。附"用药机要"，指出用药要分辨寒热虚实，要因时因地因人因病制宜；指出用药的君臣佐使、配伍、禁忌、七方、十剂、治则、药物气味厚薄和升降浮沉与脏腑的关系，以及药物的炮制、煎服法、剂型等。

八、《病机沙篆》

《病机沙篆》，2卷，与《诊家正眼》《本草通玄》以《士材三书》丛书本形式，刊刻于清康熙六年丁未（1667）。此书为综合性医书，上卷载中风、虚劳、痰喘、噎膈反胃、痿、痹、水肿、疟、痢、水泻、厥11种病症；下卷列头痛、眩晕、心痛等二十九种病症。每种病症中均摘录历代医书论述及名家医论，并结合自身临床经验，参以己见，予以阐释发挥；对每种病症之含义、病因、病机、病状、分类、鉴别、治则、治法、急救、预防等均予详论。李中梓重视脾肾的学术思想，也充分体现在各证的辨证论治中。书中还指出痨瘵具有传染性，并告诫人们当元气稍虚或饥馁时勿近痨瘵患者。该书还介绍了修养预防方法等。

该书由李中梓原撰，后经尤乘增补，末附尤氏辑录的《寿世青编》。

九、《里中医案》

《里中医案》，又名《李中梓医案》，为记载李中梓医案的著作。该书由李中梓旧交于磐公根据李中梓家藏医案抄录，复经其四世孙于升庵将零落不堪的抄本进一步续全，从而流传至今。本书撰成后从未刊印，现仅存清抄本。该书内容，如《里中医案·序》所云："兹摘其朱紫易淆者，聊录一二，以传后世。"因此，对临床治疗疑似之证多有指导意义。

除了上述 9 种医书外，据文献记载，李中梓尚著有《医学传心》《外科微论》《外科点化》《运气考》《脉鉴》《医统》《居士传灯录》《铜人穴经》《内外景图说》《道火录》等书，但均已亡佚。

李中梓的著作，均简明易懂，有利于初学者，故成为后世一般医师带徒或自学中医的教材，因而流传广泛。其中，《内经知要》《医宗必读》较为集中地体现了李中梓的学术思想，在医学普及方面有较大的贡献。

李中梓

学术思想

一、学术渊源 🦩

作为温补学派代表医家的李中梓，其学术思想的形成既受到中医经典及前代诸家的影响，又有其自身的特点。

（一）中医学经典著作的启示

李中梓学识渊博，博览群书，非常重视医学经典，认为《内经》为医学之祖，"三坟"之一，非常推崇《内经》。其在《医宗必读》卷首设"读《内经》论"，并指出："精深儒典，洞彻玄宗，通于性命之故，达于文章之微，广征医籍，博访先知，思维与问学交参，精气与《灵》《素》相遇，将默通有熊氏于灵兰之室，伯高、少俞，对扬问难，究极理义。"认为如此才能担负关乎病者性命的神圣使命。其又撰成《内经知要》2卷，使《内经》的内容更加精实简要，后人学起来更加容易。

李中梓认为，张仲景《伤寒杂病论》是补《内经》之未备，亦非常经典。伤寒病机复杂，自古难于证治，而张仲景的理法辨证论治，可应临证中无穷之变。李中梓提倡医生要拥有精深的医学理论，又能融汇仲景之理与法，坚持"操通灵之法，以应无穷之变，惟变所适，而不胶于法也"（《伤寒括要·自序》）。由此可见，其对《内经》《难经》《伤寒杂病论》等诸经阅历之深而学有渊源。

在《内经知要》中，李中梓注释《内经》原文时，大量采用了"以经释经"的方法，力求辞义精确，符合《内经》的原旨。有些经文以本经自证，《内经》前后文之间常有互相发明之处，如果能抓住这些互相发明的词语进行释义，不仅可以节省笔墨，还能揭示出前后文之间的关联性，进而从整体上帮助读者理解经文旨意。《内经知要》所引的《素问》《灵枢》文字，约有二十多处，全有篇名查对。例如，"道生篇"中引《素问·六元正纪大论》中经文，来解释《素问·四气调神大论》中的"天地气交，万物华实"；引《素问·上古天真论》中经文，来解释《素问·四气调神大论》中"惟圣人从之，故身无奇病，万物不失，生气不竭"。"阴阳篇"当中引用《素问·天元纪大论》中的经文，来解释《素问·阴阳应象大论》中"阳生阴长，阳杀阴藏"。又如，在"藏象篇"中引《灵枢·胀论》中经文，来解释《素问·灵兰秘典论》中"膻中者，臣使之官，喜乐出焉"。李中梓对道学造诣很高，尤精于老、庄之学，常以他经证来证本经。他参考儒家、道家的经典作品，对《内经》加以注释评述，以显其本意。以"道生篇"为例，引皋陶《漠》中的经文，来注释《素问·上古天真论》的"适嗜欲于世俗之间，无恚嗔之心，行不欲离于世，被服章，举不欲观于俗"；另外，还引《文始经》《胎息经》中的经文，来注释《素问·上古天真论》的"将从上古合同于道，亦可使益寿而有极时"；引《荀子》中的经文，来注释《素问·四气调神大论》的"夜卧早起，无厌于日"；引《中和集》中的经文，来注释《素问·阴阳应象大论》的"从欲快志于虚无之守，故寿命无穷，与天地终"；引《尚书·纬》《禹禁》《管子》中经文，合注《素问·四气调神大论》的"生而勿杀，予而勿夺，赏而勿罚"等。李中梓引用这些道家、儒家的经典来诠释《内经》经文，从而使《内经》之旨更加旁通曲畅。

李中梓在《内经知要》的注释中，敢于提出个人见解，训疑释义，颇有见地。

在论及壮火及少火问题上，李中梓在《内经知要·阴阳》中说："壮火之气衰，少火之气壮，壮火食气，气食少火（火者，阳气也。天非此火不能发育万物，人非此火不能生养命根，是以物生必本于阳。但阳和之火则生物，亢烈之火则害物，故火太过则气反衰，火和平则气乃壮）。"李中梓发挥《内经》理论，把少火看作是一种正常的具有生气的火，是维持人体正常生理活动所必需的；把壮火看作是一种亢奋的病理之火，能损耗正气，影响人体的正常生理机能。从而使后学者能更好地理解。

在论及藏象之间的乘侮关系时，李中梓在《内经知要·藏象》中说："侮反受邪，侮而受邪，寡于畏也（恃我能胜，侮之太甚，则有胜必复，反受其邪。如木来克土，侮之太甚，则脾土之子，实肺金也。乘木之虚，来复母仇。如吴王起倾国之兵，与中国争，越乘其虚，遂入而灭吴矣。此因侮受其邪，五行胜复之自然者也）。"李中梓将《内经》中难解的句子详细加以解释，并举简单形象的例子，使后学者易于理解。

在论及"三焦"这个备受争议的腑时，李中梓在《内经知要·藏象》中说："三焦者，中渎之府也，水道出焉，属膀胱，是孤之府也（中渎者，身中之沟渎也。水之入于口而出于便者，必历三焦，故曰中渎之府，水道出焉。在本篇曰属膀胱。在《素问·血气形志篇》曰少阳与心主为表里，盖在下者为阴，属膀胱而合肾水，在上者为阳，合胞络而通心火，三焦所以际上极下，象同六合，而无所不包也。十二脏中惟三焦独大，诸脏无与匹者，故称孤府。《难经》及叔和、启玄皆以三焦有名无形，已为误矣。陈无择创言三焦有形如脂膜，更属不经）。""三焦"历来备受争议，李中梓针对"三焦"考订异同，汇选各家言论，并阐明了自己的观点。

李中梓医道严谨，重视脾胃，并纠世人之偏。如《内经知要·藏象》曰："《调经篇》云：因饮食劳倦，损伤脾胃，始受热中，末传寒中（始受者，病初起也。末传者，久而不愈也。初起病时，元气未虚，邪气方实，实者多热，及病之久，邪气日退，正气日虚，虚者多寒。古人立法，于始受热中者，实则泻其子。夫肺金为脾土之子而实主气，气有余便是火，故凡破气清火之剂皆所以泻其子也，于末传寒中者，虚则补其母。夫少火为脾土之母而实主营运三焦，熟腐五谷，故凡温中益火之剂皆所以补其母也。每见近世不辨虚实，一遇脾病，如胀满，如停滞，如作痛，如发热之类，概以清火疏气之药投之，虚虚之祸可胜数哉）。"李中梓在此详细解释《内经》医理，并纠世人之错。

李中梓尤精草药，在其中亦根据《内经》理论加入自己的相关临证用药经验。如《内经知要·病能》曰："《腹中论》曰：心腹满，且食则不能暮食……名为鼓胀（胀甚则腹皮绷急，中空无物，鼓之如鼓，故名鼓胀）……治之以鸡矢醴，一剂知，二剂已（鸡胃能消金石，其矢之性等于巴豆，通利二便，消积下气。但宜于壮实之人，虚者服之，祸不旋踵。即经云一剂便知其效，二剂便已其病，亦状其猛利也。用干羯鸡矢一升，炒微焦，入无灰酒三碗，煎至减半，取清汁，五更热饮即腹鸣，辰巳时行二三次，皆黑水也。饮一剂，觉足有皱纹，饮二次即愈矣）。"李中梓在解释中详细论药并加入自己的诊疗经验。

通过上述这些例子可以看出，《内经知要》很好地诠释了《内经》经文，并在此基础上加入李中梓的临床经验，使后人更加容易学习和理解《内经》。

（二）儒家、道家及佛家的影响

李中梓早岁攻儒，壮年学道，晚年参禅。他对儒、道及佛家均有很深的涉猎与研究，故李中梓的学术思想也深受儒、道及佛家的影响。他采取儒、道及佛家的精华，再结合自己的临证经验，逐渐形成了具有自身特色的医德思想和学术体系。李中梓一生医学著作较多，这与他早年习儒，有较好的文学功底和较强的概括能力关系密切。李中梓的医学著作多通俗易懂，堪为初学登堂入室之捷径，因而在吴中医界广为传诵，在中医学的普及方面做出较大的贡献。李中梓非常重视医德，这亦与儒家重视伦理道德，持"仁"思想有关。另外，李中梓在养生方面所倡导的虚静、恬淡虚无、少思寡欲等思想及擅长静心调息运气，与道家关系密切。李中梓在《删补颐生微论·感应论第二十四》中提到的"医以活人之心，当念人身疾苦，与我无异"，"冥中自有佑之者"及"冥中自有祸之者"等思想，以及所提许叔微的医案，又与佛家关系密切。

（三）取诸家学术之长而不偏执

中医学术发展到明代晚期，诸家蜂起，众说纷呈。李中梓的学术思想，就是在这个大的背景和环境中逐渐形成的。对于当时众多各家学说的争鸣，李中梓认为还是应全面继承，而不可偏执某家。因为诸家的学说虽都阐述了各自的经旨，但关键却取决于各自的医疗实践。各家均是从各个不同的侧面，来丰富和补充中医学理论的发展。例如，张仲景撰《伤寒论》，这是他从伤寒病方面对《内经》的阐发和补充；再如，刘完素研究温病病证和六经传变自浅及深之理，这是他在《内经》"必先岁气，毋伐天和"及五运六气等理论的指导下，再结合自己的临床实践，对温热病方面所做的阐发；李杲则重在研究内伤病，进一步阐释《内经》中的饮食劳倦之义，并自制甘温诸剂以治内伤发热，补前人之未备；朱震亨则又从内伤病证方面，探讨了阴虚的机理，提出了滋阴降火之法。上述四家都阐发了《内经》之旨，均从不同的侧面提出不同的见解，这些理论的提出又均是取决于各自的医疗实践。李中梓的思想不偏不倚，立论平正，又多兼取各家之长，临证时多获奇效。例如，李中梓非常重视阳气，善用温补之剂，反对以苦寒滋阴，并非常重视医学心理的思想，酷似张景岳；重视先天，又宗薛立斋、张景岳；重视后天则宗李东垣等。

二、学术特色

李中梓在长期的临床实践中积累了大量经验，形成了自身的学术特色。

（一）重视先后二天

李中梓认为，人身之有本，如同木之有根，水之有源。治病如果能抓住其根本，则诸症迎刃而解。所以，李中梓在继承《内经》理论及前贤脾肾学说的基础上，提出"肾为先天之本，脾为后天之本"。如《医宗必读》有"肾为先天本脾为后天本论"，《删补颐生微论》有"先天根本论"和"后天根本论"。

1. 生理上脾肾互济

"肾为先天之本"。"先天"指人体禀受父母精血所形成的胎元，"本"是指根本、本源。就此问题，李中梓在《医宗必读·肾为先天本脾为后天本论》中提出："先天之本在肾，肾应北方之水，水为天一之源……盖婴儿未成，先结胞胎，其象中空，一茎透起，形如莲蕊。一茎即脐带，莲蕊即两肾也，而命寓焉。水生木而后肝成，木生火而心成，火生土而后脾成，土生金而后肺成。五脏既成，六腑随之，四肢乃具，百骸乃全。"又提出："婴儿初生先两肾。未有此身，先有两肾，故肾为脏腑之本，十二脉之根，呼吸之本，三焦之源，而人资之以为始者也。故曰先天之本在肾。"肾主藏精，肾所藏的精，包括先天之精和后天之精。肾中精气支配、调节着人体的生长发育和生殖机能的成熟，以及人体的生理功能。肾中精气，又包括肾阴和肾阳。若先天肾阴、肾阳不足，便可影响整个人体的生长发育和生殖机能，使体内阴阳失调，生命活动不能正常进行。

"脾为后天之本"，"后天"是相对于"先天"而言。就此问题，李中梓在《医宗必读·肾为先天本脾为后天本论》中指出："脾何以为后天之本？盖婴儿既生，一日不再食则饥，七日不食，则肠胃涸绝而死。经曰：安谷则昌，绝谷则亡。犹兵家之饷道也。饷道一绝，万众立散，胃气一败，百药难施。一有此身，必资谷气，谷入于胃，洒陈于六腑而气至，和调于五脏而血生，而人资之以为生者也。故曰后天之本在脾。"又指出："后天之本在脾，脾为中宫之土，土为万物之母。"在《删补颐生微论·后天根本论第四》中指出："经曰：脾胃者，仓廪之官，五味出焉。又曰：食入于胃，散精于肝，淫气于筋。浊气归心，淫精于脉，脉气流经，气归于肺。饮入于胃，游溢精气，上输于脾，脾气散精，上归于肺，通调水道，下输膀胱，水精四布，五经并行，合于四时五脏阴阳，揆度以为常也。是知水谷入胃，洒陈于六腑而气至焉，和调于五脏而血生焉。行于百脉，畅于四肢，充于肌肉，而资之以为生者也。故曰安谷则昌，绝谷则亡。"人一出生，人体的脏腑机能活动与生长发育，都需要足够的物质和能量，而饮食水谷所化生的水谷精微是人自出生后维持生命活动所需营养物质的最主要来源。脾主运化，胃主受纳，皆为"仓廪之官"。饮食物经胃的腐熟磨化后，精微物质由脾吸收，脾主运化，通过脾的运化作用将精微物质上输于肺，并通过肺布散于全身，从而在内营养五脏六腑，在外充养四肢百骸。

肾为先天之本，脾为后天之本。肾藏精，是生命之本原；脾主运化水谷精微，化生气血。先后二天相辅相成，相互促进；先天温养激发后天，后天补充培育先天，故先后并重。肾的精气有赖于水谷精微的培育和充养，才能不断充盈和成熟；而脾胃转化水谷精微，则必须借助于肾阳的温煦。先后二天健旺充盛，方能维持人体正常的生命活动。

2. 临证时脾肾并重

脾与肾在生理上相互资助、相互促进，在病理上亦相互影响，脾肾二脏对于人体生命活动具有非常重要的意义，故历代医家在临证时均非常重视脾与肾的病理变化。李中梓在《医宗必读·肾为先天本脾为后天本论》指出："上古圣人见肾为先天之本，故著之脉曰：人之有尺，犹树之有根。枝叶虽枯槁，根本将自生。见脾胃为后天之本，故著之脉曰：'有胃气则生，无胃气则死'。"李中梓又以伤寒为例，指出观察脾肾的盛衰情况，可以推测疾病的预后。《删补颐生微论·后天根本论第四》指出："是以伤寒当危困之候，诊冲阳以察胃气之有无，冲阳应手则回生有日，冲阳不应则坐而待毙矣。"《删补颐生微论·先天根本论第四》指出："伤寒危笃，寸口难稽，犹诊太溪以卜肾气";《医宗必读·肾为先天本脾为后天本论》指出:"所以伤寒必诊太溪,以察肾气之盛衰;必诊冲阳,以察胃气之有无。两脉既在,他脉立可弗问也。"

对于各家之间的"补脾不如补肾"和"补肾不如补脾"之争,李中梓在《医宗必读·不能食》中提出自己的观点:"脾胃者,其坤顺之德,而有乾健之运,故坤德或惭,补土以培其卑监;乾健稍弛,益火以助其转运。故东垣、谦甫以补土立言,学士用和以壮火垂训,盖有见乎土强则出纳自如,火强则转输不息。火者,土之母也,虚则补其母,治病之常经。"可知李中梓在治疗上主张脾肾并重同治,认为水为万物之元,土为万物之母,只有脾肾二脏安和,方可一身皆治,百疾不生。脾肾两脏均为人身之根本,有相辅相成之功,先天可济后天,后天可助先天。"夫脾具土德,脾安则土为金母,金实水源,且土不凌水,水安其位,故脾安则肾愈安也。肾兼水火,肾安则水不夹肝上泛而凌土湿,火能益土运行而化精微,故肾安则脾愈安也"(《医宗必读·虚痨》)。

在脾肾二脏的治疗方面,李中梓认为,治先天之本,当分水火。其在《删补颐生微论·先天根本论第四》中云:"故曰肾水者先天之根本也,而一点元阳则寓于两肾之间,是为命门。盖一阳居二阴之间,所以位乎北而成乎坎也。人非此火,无以运行三焦,腐熟水谷。《内经》曰:少火生气。《仙经》曰:两肾中间一点明,逆为丹母顺为人。夫龙潜海底,龙起而火随之,元阳藏于坎府,运用应于离宫,此生人之命根也,乃知阳火之根本于地下,阴火之源本于天上。故曰水出高原。又曰火在水中。夫水火者,阴阳之征兆,天地之别名也。独阳不生,孤阴不长。天之用在于地下,地之用在于天上,则天地交通,水火混合而万物生焉。"水不足而火旺者,可以使用六味丸壮水以制阳光;火不足而水盛者,可以使用八味丸益火以消阴翳。《删补颐生微论·先天根本论第四》云:"只于年力方刚,迟脉独实者,微加炒枯知母、黄柏，以抑其亢炎。昧者以为滋阴上剂，救水神方，不问虚实而概投之。不知知母多则肠胃滑，黄柏久则肠胃寒，阳气受贼，何以化营卫而润宗筋，将髓竭精枯，上呕下泄，而幽潜沉冤，尚忍言哉！"治后天之本，当分饮食劳倦。李中梓在《删补颐生微论·后天根本论第四》中云："经曰：因而饱食，经脉横解，肠澼为痔，或为胀满，或为积聚，或为诸痛，或为吐利之类。此所谓饮食伤也。经曰：有所劳倦，形气衰少，谷气不盛，上焦不行，下脘不通，胃气热，热气熏胸中，故内热。又曰：劳则气耗。劳则喘息汗出，内外皆越，故气耗矣。有所劳倦，皆损其气，气衰则虚火旺，旺则乘脾，脾主四肢，故困热无气以动，懒于语言，动作喘乏，表热自汗，心烦不安，此所谓劳倦伤也。"李中梓认为，饮食伤者，是虚中有实，可用枳术丸消而补之；劳倦伤者，则属于纯虚，可用补中益气汤升而补之。他在《删补颐生微论·后天根本论第四》中云："若起居失度，饮食失节，未有不伤脾胃者也。脾胃一伤，元气必耗，心火独炎。心火即下焦阴火，心不主令，相火代之。火与元气，势不两立，一胜则一负，阴火上冲，气高而喘，身热而烦，脾胃之气下陷，谷气不得升浮，是春生之令不行，无阳以护其营卫，乃生寒热。经曰：劳者温之，损者温之。又曰：温能除大热。大忌苦寒，反伤脾胃，东垣于劳倦伤者，立补中益气汤，纯主甘温，兼行升发，使阳春一布，万物敷荣。易老于饮食伤者，立枳术丸，一补一攻，不取速化，但使胃强不复伤耳。"并针对避免劳倦和饮食所伤，在《删补颐生微论·后天根本论第四》中提出建议："语云：修养不如节劳，服药不如忌口。"又提出："颐之象曰：君子以节饮食，岂非明饮食劳倦之足以伤生耶？养生家知劳倦之祸人也，亟于养气，行欲徐而稳，言欲定而恭，坐欲端而直，声欲低而和，常于动中习静，使此身常在太和元气中，久久自有圣贤气象。《长生秘典》曰：内劳神明，外劳形质，俱足夭折。惟房劳较甚，为其形与神交用，精与气均伤也。又曰：久立久坐，久行久卧，皆能伤人（以上皆防劳倦）。元气胜谷气，其人瘦而寿；谷气胜元气，其人肥而夭。泰西水曰：饮食有三化，烹煮糜烂，名曰火化；细嚼缓咽，名曰口化；蒸变传送，名曰胃化。二化得力，不劳于胃。《医说》云：饮食到胃，俱以温和为妙。不问冷物热物，但细嚼缓咽，自然温矣。《秘典》曰：食饱之后，解带摸腹，伸腰徐行，作喷以通其秘，用呵以去其滞，令饮食下行，方可就坐。饱坐发痔，曲胸而坐成中满。醉后勿饮冷，饱余勿便卧。食后勿怒，怒后勿食。冷热之物，不宜互食。《尊生编》云：饮以养阳，食以养阴，食宜常少，亦勿令虚，不饥强食，不渴强饮，则脾劳发胀，朝勿令饥，夜勿令饱。淡食则多补，五辛善助火。《调食法》云：宁少毋食多，宁饥毋食饱，宁迟毋食速，宁热毋食冷，宁零毋食顿，宁软毋食硬。此六者，调理脾虚之要法也（以上皆言饮食）。"

李中梓对脾肾二脏的治疗，基本上继承李杲、张洁古理脾，薛立斋、赵养葵补肾之法。但李中梓在理脾补肾的同时，又有其自身特点，认为理脾不拘于辛燥升提，治肾不泥于滋腻呆滞；既反对时医滥用苦寒，又不赞成浪用桂附。同时，李中梓还主张理脾与补肾兼行。李中梓重视脾肾的同时，亦非常注意审证分辨。如对脾胃后天而言，《医宗必读·不能食》指出："脾胃者，其坤顺之德，而有乾健之运，故坤德或惭，补土以培其卑监；乾健稍弛，益火以助其转运。"其意即说明如若滋养无源，重在治脾以补土；如若运化不健，重在益火以助运。

李中梓注重脾肾的学术思想，体现在临证治疗中。无论是治疗虚损久病，如虚劳、肿胀、痰饮、泄泻、久痢，还是治疗实证用苦寒药太过之病，如淋证、癃闭等，多从调补脾肾论治。

如虚劳，李中梓认为，虚劳虽有五脏之劳，七情之伤，气、血、筋、骨、肌、精之六极，脑、髓、玉房、胞络、骨、血、筋、脉、肝、心、脾、肺、肾、膀胱、胆、胃、三焦、大肠、小肠、肉、肤、皮、气之二十三蒸，更有传尸鬼疰，症状非常多，令人难以掌握。但虚者往往不属于气，即属于血，五脏六腑，皆无出其外。其中，"血之源头在乎肾，盖水为天一之元，而人资之以为始者也……气之源头在于脾，盖土为万物之母，而人资之以为生者……二脏安和，则百脉受调；二脏虚伤，则千疴竞起"(《病机沙篆·虚劳》)。因此，在虚劳的治疗过程中，亦要重视脾肾。在临床治疗虚劳时，经常会遇到很多疑难问题，如虚劳伤及肺脾两脏时，理应补脾补肺并行，但脾喜燥而肺喜润，临证用药时往往容易互碍，但无论哪种情况，一定要补脾，因脾有生肺之能，而肺无扶脾之力。伤及脾肾两脏时要补脾理肾；若脾肾两伤情况相当时，治疗时更应重脾，因脾土可上交于心，下交于肾；但若肾大虚，病势危重，则更应重肾。在健脾药之中，可加以五味、肉桂，在滋肾药之中，可加以砂仁、沉香。人有先后二天，补肾补脾法当并行。对此，李中梓在《医宗必读·虚痨》中解释道："夫脾具土德，脾安则土为金母，金实水源，且土不凌水，水安其位，故脾安则肾愈安也。肾兼水火，肾安则水不夹肝上犯而凌土湿，火能益土运行而化精微，故肾安则脾愈安也。"

痢疾是以腹痛、大便次数增多、里急后重，甚至下赤白脓血便为主症的一种常见肠道疾病。李中梓认为，痢疾与脾肾关系非常密切，脾司仓廪，土为万物之母，肾主蛰藏，水为万物之元，故脾肾二脏是根本之地。临证时须依靠证与色脉，从而辨清痢疾的寒热虚实，方可进行治疗。李中梓对痢疾的治疗有着极为精辟的论述，主张调补脾肾。他认为在脾者病浅，在肾者病深。肾为胃关，开窍于二阴，久痢必损及肾，故治痢必须补肾。李中梓在《医宗必读·痢疾》中说："凡四君、归脾、十全、补中皆补脾虚，未尝不善，若病在火衰土位无母，设非桂附大补命门，以复肾中之阳，以救脾家之母，饮食何由进，门户何由而固，真元何由复？"在痢疾的临床辨证及药物使用方面，李中梓亦有自己的经验，指出得痢疾之人，十有九虚，但是当时的医生在治疗痢疾时却是百无一补。针对此种情况，李中梓明确指出，痢疾气本下陷，而医生用药时又行其气，只会使里急后重更严重。他指出可以使用补法的几种情况：如脉来微弱者，形色虚薄者，疾后而痢者，因攻而剧者，这四者均为宜补之证。李中梓认为，口腹怕冷，脉沉细，冷痢积如胶冻或如鼻涕，屡服凉药不愈，大便血色紫暗，可使用理中汤加木香、肉豆蔻等；若里急而频见污衣，后重得解而转甚，下利久而虚滑者，可使用补中益气汤加诃子、肉豆蔻、五味子等；若下利以五更及午前甚者，或病属肾阳不足、火不生土者，宜用肉桂、补骨脂、禹余粮、附子、赤石脂、山药、五味子之类。关于痢疾的预后，李中梓认为，先泻而后痢者，是由脾传肾，病情严重，治疗困难；而先痢而后泻者，是由肾传脾，病情轻微，容易痊愈。脉象以沉小细微为顺为吉，洪大滑数为逆为凶。对于久痢的死证，李中梓主张无论其脉症如何，惟用参、附、芪、木香、砂仁补脾健胃，方能十可救一。

对于水肿胀满之证，李中梓认为其关键在于肺、脾、肾三脏。《医宗必读·水肿胀满》云："脾土主运行，肺金主气化，肾水主五液。凡五气所化之液，皆属于肾；五液所行之气，皆属于肺；转输二脏，以制水生金者，悉属于脾。"对于水肿胀满的病因，李中梓在《病机沙篆·水肿》中云："水本畏土，因土虚不能制水，则寒水侮所不胜，及乘脾土泛滥为邪……夫水虽受制于脾，而实主于肾，肾本水脏，而元气寓焉。而肾中阳虚，则命门火衰，既不能自制阴寒，又不能温养脾土，阴阳不得其正，则化而为邪。"对于水肿胀满的治疗，李中梓的经验是"治实颇易，理虚恒难"（《医宗必读·水肿胀满》）。并进一步阐释："察其实者，直清阳明，反掌收功；苟涉虚者，温补脾肾，渐次康复。其有不大实亦不大虚者，先以清利见功，继以补中调摄。又有表实而本虚者，泻之不可，补之无功，极为危险。"

痰饮为病，李中梓认为分为五痰（在脾为湿痰、在肺为燥痰、在肝为风痰、在心为热痰、在肾为寒痰）、五饮（痰饮、悬饮、饮、溢饮、伏饮）、非痰非饮（时吐白沫、不甚稠黏）。证各不同，治法迥别。李中梓认为，痰饮与脾关系密切，假若脾土虚，则易生湿或为湿邪所困，影响气机的正常转枢，进而使清者难升，浊者难降，湿邪留滞于膈，则瘀而化痰，故治痰应先补脾，脾健运正常，则痰自化。脾肺二脏均与痰关系密切，但在临证治疗时脾肺二脏之痰又有所差异。脾为湿土，喜温燥而恶寒润，故治脾痰时往往以二术、星、夏等性燥之品为要药；肺为燥金，喜凉润而恶温燥，故治肺痰时往往以二母、二冬、地黄、桔梗等性润之品为要药。即使是肺痰，用药时也不要过于凉润，以免伤及中州脾胃，要稍加补脾药，以生肺金。

对于淋证，李中梓认为，导致淋证的病因众多，淋证的分类亦众多，可分为石淋、劳淋、血淋、气淋、膏淋、冷淋。若不求其本末，则难以获痊。李中梓认为，若饮食失调，喜怒无常，往往使脏腑不和，进而会导致肾虚而膀胱热。肾虚则小便数，膀胱热则小便涩，如若小便数而且涩，并伴有小便淋沥、小腹急痛，便形成淋证。对于淋证的治疗，李中梓亦尤重脾肾。

对于泄泻，李中梓认为，风、湿、热、寒皆能为泄。《医宗必读·泄泻》云："脾土强者，自能胜湿，无湿则不泄，故曰湿多成五泄。若土虚不能制湿，则风寒与热，皆得干之而为病。"对于泄泻的治疗，李中梓提出了"治泄九法"，亦围绕脾肾治疗。

从以上所述内容可知，李中梓不仅对肾为先天本，脾为后天本的学术思想做了深入的阐述，并且积累了宝贵的辨证论治经验，值得重视。

（二）阐发水火阴阳

水火阴阳，互为升降不已，水火阴阳的升降与平衡是自然界的基本规律之一。李中梓认为，水火阴阳的升降与平衡，与天地创造万物关系密切。

正是由于水升火降，阴阳协调平衡，从而推动了万物的生长和发展。但水性本趋下，火性本炎上，为何水火会反其性而升降呢？水之所以会上升，有赖于火气的蒸腾作用；火之所以会下降，亦有赖于水湿的润泽作用。所以，就对人体的作用而言，水火二气，分之则二，实则统一。火下行水上济，则谓相交，交则古人谓之既济，既济则万物生；而火上水下则谓之不交，不交谓之未济，未济则万物死。如同在自然界中，火热的上炎而不能下降，可能造成大旱而万物不生；水湿的趋下而不能上升，可能造成大涝而万物不生。这些都属于水火不济，阴阳不交的现象，故水火宜平不宜偏，阴阳宜交不宜分。水火阴阳在人体中的作用亦如此。李中梓在《医宗必读·水火阴阳论》中云："人身之水火，即阴阳也，即气血也。无阳则阴无以生，无阴则阳无以化。"

1. 水火宜互济

李中梓认为，天地造化之机，在于水火；水火之机，在于互济，互济即水火相交。火性炎上，故宜使火下行；水性趋下，故宜使水上行。炎上者，欲其下降。润下者，欲其上升，此谓之水火相交而成既济。火不制其上炎，水不禁其就下，此谓之水火不交而成未济。那么火性本为热而炎上，水性本为寒而趋下，为何水火会反其性而互济呢？水之所以会上升，全赖于火的蒸腾作用；火之所以会下降，亦全赖于水的润降作用。通过气化升降的作用，从而使未济之水火成为相济之水火，水火既济则万物化生，进而万物繁衍，生生不息。李中梓在《医宗必读·水火阴阳论》中云："阴阳交则物生，阴阳隔则物死。"李中梓曾用大自然中的旱、涝现象来比喻水火之间的关系，认为太旱则物不生，因火偏盛也；太涝物亦不生，因水偏盛也。于是应当煦之以阳光，濡之以雨露，这样水火和平，物将蕃滋。李中梓还通过自然界中云雨的变化来比喻天地间水火相济的关系，认为云因雨而出也，雨由云而生也。自下而上者，地气上升交于天，故地气上为云。

自上而下者，天气下降交于地，故天气下为雨。水火相济的关系就天地而言，谓之云雨。而人生活在自然界中，就必须要遵循自然界的规律，人体也必须与自然界保持协调与统一，故水火二气也共同主宰着人的生命活动。只有水火互济，人体才能维持正常的生命活动。心主火属阳，居于上焦之位，可以温煦，而火亦有阳热的特性，故心属"火"；肾主水属阴，居于下焦之位，可以藏精，而水亦有润下的特性，故肾属"水"。就心肾关系而言，心火必须下降于肾，以温养肾水，从而使肾水不寒；肾水亦必须上济于心，以养心火，从而使心阳不亢，只有水上火下，则可名之曰交，交则为既济。如若肾阴不足，不能上济于心，心火独亢，不能下交于肾，那么心肾水火失去既济的关系而表现出心肾水火不交。然而，肾为水火之宅，寓阴阳之用。肾水为先天之根本，而一点元阳则寓于两肾之间，是为命门，人非有此火，无以运行三焦，腐熟水谷。对于治疗，李中梓认为，水不足而引起的火旺者，用六味丸"壮水之主以制阳光"；火不足而导致的水盛者，用八味丸"益火之源以消阴翳"。

2. 阴阳宜协调，尤以阳为重

李中梓指出阴阳"宜平不宜偏"，即阴阳二者应协调，维持动态的平衡。《内经知要·阴阳》云："万物之生杀，莫不以阴阳为本始也。"认为阴阳协调平衡是自然界中万物发展变化的根本。同时，李中梓还在《医宗必读·水火阴阳论》中提出："人身之水火，即阴阳也，即气血也。无阳则阴无以生，无阴则阳无以化。"从而强调气血阴阳之间的相互依存的关系。阴血的生成必须依赖阳气的温煦，阳气的化生亦须依赖阴血的滋养，从而使整个人体处于阴阳平衡协调的状态。所以，李中梓在《内经知要·阴阳》中云："阴血平静于内，阳气秘密于外，阴能养精，阳能养神，精足神全，命之曰治。"在阴阳平衡协调的过程中，阴阳的地位并不相等，其中阳占主要地位，起主要作用。《医宗必读·水火阴阳论》云："春夏生而秋冬杀也。

又如向日之草木易荣，潜阴之花卉善萎也。"《医宗必读·虚痨》云："春夏之温可以发育，秋冬之寒不能生长，虚者必补以人参之甘温，阳生阴长之理也。"强调自然界中阳气的重要性。而阳气对人体的生理功能亦起到非常重要的作用。李中梓在《内经知要·阴阳》中提出："在于人者，亦惟此阳气为要。苟无阳气，孰分清浊，孰布三焦，孰为呼吸，孰为运行，血何由生，食何由化，与天之无日等矣。欲保天年，其可得乎？"因此，李中梓在《医宗必读·水火阴阳论》中明确提出："阴阳并需，而养阳在滋阴之上。是非昂火而抑水，不如是不得其平也。"

3. 水火阴阳论的具体应用

在《素问·阴阳应象大论》"阳生阴长，阳杀阴藏"的思想指导下，李中梓在《内经知要·阴阳》中提出："万物皆听命于阳，而阴特为之顺承者也。阳气生旺，则阴血赖以长养；阳气衰杀，则阴血无由和调，此阴从阳之至理也。"由上可见，李中梓在阴阳的关系中更看重于阳，强调阳气的重要性。因此，在临证时亦提出"补气在补血之先，养阳在滋阴之上"。

气血是人体极为重要的物质，是构成和维持人体生命活动的基本物质。在生理功能上，气与血互相依存，互相制约，又互相转化。两者关系密切，可概括为"气为血之帅"，"血为气之母"。"气为血之帅"，即气能生血、气能行血、气能摄血。"血为气之母"，即血能载气，气依附于血中，血载气并不断为气提供水谷精微，故血盛则气旺，血虚则气衰。李中梓认为，气与血为人所赖以生，若气血充盈，则百邪外御，病安从来；气血虚损，则诸邪辐辏，百病丛集。而阴阳二气，也是相互依存，互为化生。但李中梓对气血阴阳的看法，更加注重气、阳，赞同《素问·生气通天论》"阳气者，若天与日，失其所则折寿而不彰，故天运当以日光明……凡阴阳之要，阳密乃固"的论点，认为气血阴阳对人体的作用是以气、阳为主。因此，李中梓在《内经知要·阴阳》中指出："人生全赖乎阳气也。日不明则天为阴晦，阳不固则人为夭折……天之运行，惟日为本，天无此日，则昼夜不分，四时失序，晦冥幽暗，万物不彰矣。"又指出："阳气生旺，则阴血赖以长养；阳气衰杀，则阴血无由和调，此阴从阳之至理。"

李中梓的这种重阳思想，同样贯穿在其临证用药中。李中梓在《医宗必读·水火阴阳论》中提出："故气血俱要，而补气在补血之先；阴阳并需，而养阳在滋阴之上。"在辨证用药上，他在《本草通玄·用药机要》中说："是以气药有生血之功，血药无益气之理也。"认为气药甘温，就像自然界中的春天，可发育万物，且阳气充足则脾主运化功能正常，饮食入于胃中，化生水谷精微，可和调五脏而生血，故云气药有生血之功。而血药凉润，就像自然界中的秋天，使万物凋落，又有黏滞滋润之性，在上则泥膈而减食，在下则肠滑而易泄，故云血药无益气之理。李中梓精通药物，他根据药物的药性，效法于自然界，将药物的药性温热凉寒与自然界的春夏秋冬进行类比。《医宗必读·药性合四时论》说："药性之温者，于时为春，所以生万物者也；药性之热者，于时为夏，所以长万物者也；药性之凉者，于时为秋，所以肃万物者也；药性之寒者，于时为冬，所以杀万物者也。"在辨证用药方面，元气不足者，要用甘温之剂补之，就像春天一到，万物生机勃勃。而元气不足过极者，大虚必夹寒，故要以辛热之剂补之，就像夏天来了，时际炎蒸，生气畅遂。热气有余者，要用甘凉之剂清之，就像秋天一到，万物肃杀。而邪气盛满过极者，高者抑之，故要用苦寒之剂泻之，就像时值隆冬，阳气潜藏。假令病宜用热，亦当先之以温；病宜用寒，亦当先之以清。李中梓用药偏于温补而远避寒凉，注重调养而防克伐，反对滥用知母、黄柏等寒凉之品，主张"补气在补血之先，养阳在滋阴之上"，这与他"古今元气不同"的认识有关。"古今元气不同"，是李中梓对社会疾病谱发展变化的一种解释，随着社会的发展，人类体质的特点及影响人类健康的主要因素，也会发生变化。对此，李中梓在《医宗必读·古今元气不同论》中说："今去朱李之世，又五百年，元气转薄，乃必然之理。所以抵当承气，日就减削；补中归脾，日就增多。临证施治，多事调养，专防克伐；多事温补，痛戒寒凉……世人之病，十有九虚，医师之药，百无一补。"对于当时医生均喜用寒凉，畏投温热的现象，李中梓认为原因有二：一是守丹溪阳常有余之说，河间有寒无热之论。把生理之相火阳气与病理上的相火阳亢现象相混淆，误以为苦寒泄热及滋阴降火，即是河间与丹溪学术思想的全部，因而崇尚寒凉；二是温暖之药，象类阳明，苟有过则人皆见之，用寒凉之剂，即有差误，人多未觉。李中梓在《删补颐生微论·医宗论第二》中说："刘完素撰述《六书》，发明亢制之理，洞如观火，然偏主于热，岂能尽六气之变乎，遂令后世喜用寒凉，伐天和而罔悟，伊谁之咎也。"李中梓在《医宗必读·虚痨》中云："近世治痨，专以四物汤加黄柏、知母，不知四物皆阴，行秋冬之气，非所以生万物者也。且血药常滞，非痰多食少者所宜；血药常润，久行必致滑肠。"在辨证用药方面，李中梓的补气先于补血，养阳在滋阴之上的观点不仅在当时针贬时弊有一定的积极意义，还受到后世医家的重视，对临证治疗有指导意义。

（三）别症知机明治

别症，是指区别相似的症，审证求因。知机，即审察病机。明治，则指掌握治则及治法。这三项均是临床辨证施治的重点，李中梓对此非常重视，在《删补颐生微论》中撰写了"别症论""知机论""明治论"三篇进行专门论述，阐述自己的学术观点。

"别症论"开篇即指出辨疑似之症的重要性，并在篇中指出："脉有雷同，症有疑似，水火亢制，阴阳相类。脏之发也，混于腑，血之变也，近于气。"李中梓在《医宗必读》中专列"疑似之症须辨论"，并在此篇中强调："一旦临疑似之症，若处云雾，不辨东西，几微之间，瞬眼生杀矣。"因此，强调在疾病的治疗和预后过程中辨疑似之症至关重要。如果临证中辨疑似之症时出现差错，将疑似之症辨错，不仅不会治愈疾病，反而会使病情加重。李中梓在《删补颐生微论·别症论第十》中说："大实有羸状，误补益疾；至虚有盛势，反泻含冤。或辨色已真，而诊候难合，或指下既察，而症状未彰。"《医宗必读·疑似之症须辨论》中说："阴症似乎阳，清之必毙；阳症似乎阴，温之转伤。"

当人体发生疾病，气血阴阳失调，脏腑功能紊乱时，均会有一些症状表现出来，医生往往会根据表现出来的症状对疾病进行诊治。然而，有时外在的临床表现并不一定真实地反映疾病的本质，甚至有时会出现与疾病相反的一些假象。如积聚之属实者，但甚则可见"嘿嘿不欲语，肢体不欲动，或眩运昏花，或泄泻不实"等虚羸的假象；又如脾胃损伤之属虚者，甚则可见"胀满而食不得入，气不得舒，便不得利"等类似有余的症状；阴盛之极，往往格阳而见到"面目红赤，口舌裂破，手扬足掷，语言错妄"等类似阳证的表现；阳盛之极，往往发厥而出现"口鼻无气，手足逆冷"等有似阴证的假象（以上四者均出自《医宗必读·疑似之症须辨论》）。这些假象往往见于病人生死存亡的严重关头，邪正相争最为尖锐的时候，如果不仔细观察，往往易误诊，导致无法挽回的后果。

在遇到疑似病证时，要想去除"假象"，辨清"真相"，这就对医生提出了要求，要求医生必须具备丰富的理论知识和临床实践经验。对于疑似之症的辨别，李中梓的经验是临证时不能只依据患者的症状，还要参考患者的脉象，但脉诊时不能只停留于表面，要取之沉候。假象往往只停留于表面，浮取脉而得的脉象亦为假象，真正的病机往往深伏于里，故脉诊时要沉候脉象。即使是脉辨已真，但仍旧不能掉以轻心，还要观察患者禀赋之厚薄、症之久新、医之误否等，方可以十全。医生不能只依靠临床症状，必须四诊合参，尽量掌握与疾病有关的资料，仔细加以分析，方可辨别疑似之症，掌握其本质。

李中梓在"知机论"中首先指出了正确地掌握病机的重要性。《删补颐生微论·知机论第十三》中指出:"古之论病,不曰病形,不曰病体,命曰病机,夫机之义微矣哉。"亦指出:"《内经》曰:审察病机,无失气宜。《本草》曰:欲疗治者,先察病机,病机未谙,岂能变化处治。"对于正确掌握病机的要领,李中梓的经验是"理熟则机得,机得则言中"。李中梓以《素问·至真要大论》中的"审察病机,无失气宜"为提纲,要求掌握《素问·至真要大论》中的病机十九条,运气胜复之道,以及仲景学说,再加上"运气参差、标本缓急、脏腑阴阳、贵贱贫富、虚实邪正、南北东西"诸多因素,方可掌握病机。想要正确掌握病机,要考虑诸多因素,如"居养有贵贱,年齿有老少,禀赋有厚薄;受病有久新,脏腑有阴阳,性情有通滞;运气有盛衰,时令有寒暄,风气有南北。六气之外客不齐,七情之内伤匪一"(《本草通玄·用药机要》)。必须掌握病机,因病用法,不能专执病形。

"明治论"提出了"三法、四因、五治、六淫、八要、十失"的诊治大法。其中的三法、五治均与临证治疗疾病有关。三法,是指分别在疾病的初、中、末期采用不同的治疗方法。一曰初法,当疾病新感时,用药当峻猛,因为疾病新感,往往发之较重,故以峻猛之药去之。二曰中法,当在疾病中期时,当用宽猛相济的药物,因为此时疾病非新非久,须缓急得中,养正去邪二者兼顾。三曰末法,在疾病的末期,用药当宽缓,因为此时病久邪去,正气日微,故药性平善,广服无毒,取其安中补益。五治,是指和、取、从、折、属五种不同的用药方法。李中梓以热病为例,详细讲解这五种用药的方法。第一种为"和","假令小热之病,当以凉药和之,和之不已,次用取。"第二种为"取","为热势稍大,当以寒药取之,取之不已,次用从。"第三种为"从","热势既甚,当以温药从之,从之不已,次用折。"第四种为"折","为病势极甚,当以逆制之,制之不已,当以下夺之，下夺不已，次用属。"第五种为"属"，"为求其属以衰之，如热陷骨髓，针药之所不及，故必求其属。"此三法、五治对于内伤杂病、外感热病的治疗具有普遍指导意义。四因，是指疾病的分类。李中梓将疾病分为四种，第一种为"有始因气动而内有所成病者，积聚癥瘕之类"；第二种为"有始因气动而外有所成病者，痈疽疮疡掉瘛之类"；第三种为"有不因气动而内有所成病者，留饮宿食、喜怒想慕之类"；第四种为"有不因气动而外有所成病者，瘴气邪魅蛊毒、虫咬兽伤、堕坠刀斫、刺射捶扑之类"。六淫为病因，六淫是指阴、阳、风、雨、晦、明。李中梓分别论述六淫致病的特点，并指出了其相应的治则。"阴淫寒疾则怯寒，此寒水太过，别浅深以温之；阳淫热疾则恶热，此相火太过，须审虚实以凉之。风淫末疾，末谓四肢也，必身强直，此风木太过，须和冷热以平治之。在阳则热，在阴则寒，寒则筋挛骨痛，热则委缓不收。雨淫腹疾，则湿气濡泄，此湿土太过，以平渗燥之，兼看冷热之候；晦淫惑疾，晦邪所干，精神惑乱，此燥金太过，当滋养之。明淫心疾，心气鼓动，狂邪谵妄，此君火太过，当镇以敛之。"八要是指虚实、冷热、邪正、内外，后世发展为八纲辨证。第一种为虚，表现为"脉细、皮寒、气少、泄泻、饮食不进，"此为五虚；第二种为实，表现为"脉盛、皮热、腹胀、前后不通、闷瞀，"此为五实；第三种为冷，表现为"阳气衰微，腑脏积冷"；第四种为热，表现为"阴气衰弱，腑脏积热"；第五种为邪，指"非脏腑正病也"；第六种为正，指"非外邪所干也"；第七种为内，指"情欲所伤，不在外也"；第八种为外，指"外物所伤，不在内也"。十失是病人在治疗疾病的过程中，容易出现的十种不好的情况。第一失，"病在骄恣背理，不遵医戒，不自珍爱"；第二失，为病人"轻身重财，治疗不早，诊视不勤"；第三失，为病人"听从师巫，广行杀戮，不信医药"；第四失，为病人"忧思想慕，怨天尤人，广生懊恼"；第五失，为病人"讳疾忌医，言不由衷，药不合症"；第六失，为病人"不能择医，或信佞言，或凭龟卜"；第七失，为病人"室家不和，处事乖戾，尽成荆棘"；第八失，为病人"不明药理，且暮更医，杂剂妄投"；第九失，为病人"但索速写方，药材滥恶，妄为加减"；第十失，为病人"奉持匪人，煎丸失法，怠不精详"。

（四）治病求本论"化源"

化源，指生化、变化的根源，强调治病必求于本。李中梓根据《素问·阴阳应象大论》"治病必求于本"，《素问·至真要大论》"诸寒之而热者取之阴；热之而寒者取之阳，所谓求其属也"，以及《素问·六元正纪大论》"资其化源"之说，提出了"化源论"。李中梓在《删补颐生微论》中专列"化源论"，提出"夫不取化源而逐病求疗，譬犹草木将萎，枝叶蜷挛，不知固其根蒂，灌其本源，而仅仅润其枝叶。虽欲不槁，焉可得也"。"苟舍本从标，不惟不胜治，终亦不可治，故曰识得标，只取本，治千人，无一损"。从而强调治病求本的重要性。临证时，疾病均表现出诸多症状，但这些症状仅为疾病反映在外的现象，并不能完全反映疾病的本质。临证时必须充分搜集病人的症状，了解疾病的各个方面，最后根据这些情况进行综合分析，方能透过现象看到本质，找出疾病的根本原因，即"源"，并针对疾病之"源"进行治疗才是正确的治法。"化源论"中记载了依据五行生克、胜复规律制定的一系列治则、治法。治五脏虚证宜求其本，即"虚则补其母"。假若"脾土虚者，必温燥以益火之源；肝木虚者，必濡湿以壮水之主；肺金虚者，必甘缓以培土之基；心火虚者，必酸收以滋木之宰；肾水虚者，则辛润以保金之宗"。即采用补火生土、补肝宁心、滋肾养肝、补土生金、生金滋水的方法，分别治疗相应的五脏虚证。而对于五脏实证，李中梓指出"木欲实，金当平之；火欲实，水当平之；土欲实，木当平之；金欲实，火当平之；水欲实，土当平之"。这是根据五行相克规律而制定的治疗法则。当然，临证时在运用五行相克规律时，必须要主次分清，并采用抑强扶弱的方法，重点在于在制约其强盛，使弱者易于恢复。若"金为火制，泻心在保肺之先；木受金残，平肺在补肝之先；土当木贼，损肝在生脾之先；水被土乘，清脾在滋肾之先；火承水克，抑肾在养心之先"。其中，清心保肺、通阳利水、清金制木、抑肝扶脾等治疗方法，直至现在亦为临床所常用。对于胜复的治疗，李中梓逐条分析，指出假若"金太过，则木不胜而金亦虚，火来为母复仇；木太过，则土不胜而木亦虚，金来为母复仇；水太过，则火不胜而水亦虚，土来为母复仇；火太过，则金不胜而火亦虚，水来为母复仇，皆亢而承制，法当平其所复，扶其不胜"。李中梓强调对于胜复的治疗，也应求其本源，即"法当平其所复，扶其不胜"。并进一步指出"得其本则生生之本不阙而化，化之源无穷，谨道如法，万举万全，气血正平，长有天命"。此外，李中梓还指出临证要注意辨别症状，如阳盛者，脉必洪大，至阳盛之极，脉反伏匿，为阳极似阴；阴盛者，脉必细微，至阴盛之极，脉反躁疾，阴极似阳，凡过极者，反兼胜己之化。这是李中梓对脉有亢制的理解和应用。

李中梓运用五行生克规律，针对脏腑虚实引起的病证，以及五脏胜复所致的疑难杂病所制定的治则、治法，直至今日仍在中医临床诊治中有一定的参考价值。

"资化源"，最早见于《内经》。《素问·六元正纪大论》中云："故岁宜苦以燥之温之，必折其郁气，先资其化源，抑其运气，扶其不胜，无使暴过而生其疾。食岁谷以全其真，避虚邪以安其正。适气同异，多少制之。"又云："故食岁谷以安其气，食间谷以去其邪，岁宜以咸、以苦、以辛，汗之、清之、散之，安其运气，无使受邪，折其郁气，资其化源。""郁气"，被郁之气，在此指偏胜之气。"必折其郁气"，就是指气有余从而出现偏胜时，往往将其所胜之气郁滞于里。如热气偏胜时，则易将寒气郁滞于里。因此，在临证治疗时，须先抑制这种偏胜之气，其所胜之气方能正常活动。

"化源"，即生化之源。"先资其化源"，对于此，后世的历代注家解释不一。如王冰注："化源，谓九月迎而取之以补心火。"又注："化源未六月迎而取之也。"王冰认为，七月、八月、九月在季节当为秋，秋季气候寒凉，若寒凉之气太过可将风气郁滞于里，故当在秋季还未到之时，先补益肝木，从而使肝木不被燥金所乘。对此，张景岳在《类经·运气类》中注释说："资其化源，补不足也……化源者，生化之源，如本年火失养则当资木，金失其养则当资土，皆自其母气资养之，则被制者可以无伤，亦化源之谓。"而吴崑对此注释说："资其化源者，滋养其生化之源也。如火失其养，而资其木，水失其养而资其金，皆自其母气而滋养之也。抑其运气，扶其不胜者，如太角是木，木太过则克土，宜抑木而培土也。凡若此者，以其无暴过而生疾也。"通过上述可以看出，《内经》的资化源论，"折其郁气"，是从治疗的角度而言，"资其化源"则更强调的是预防，一方面重视五运六气，另一方面通过服食岁谷，进而达到预防疾病的目的。所以，《内经》中的资化源论既指治疗疾病，又强调预防疾病，这种"治未病"思想亦对后世有着深远的影响。

（五）阐发"乙癸同源"论

乙癸同源，即肝肾同源，这是五脏病机辨证中的典型范例。李中梓在《医宗必读》中专列"乙癸同源论"。根据十天干与脏腑相配的原则，乙属阴木，故配肝脏；癸属阴水，故配肾脏，乙癸同源即肝肾同源。李中梓认为，肝属乙木，肾属癸水，肝为风木之脏，因有相火内寄，体阴而用阳，其性刚，主动，主升，全赖肾水以涵之，故乙癸同源即肝肾同源。

根据李中梓弟子吴肇广在《医宗必读·序》中所言"先生从其尊人震瀛公以《易》起家，洞乾坤辟直之理"，可以看出李中梓通晓《易》理，而乙癸同源论的形成亦与《周易》的关系非常密切。《周易》是我国古代的著名哲学书籍，载有八卦、六十四卦和三百八十四爻。其中的每一个卦和组成卦的每一个爻，都指代着一定的事物。爻是组成卦的基本符号，三个爻组成一个卦。爻分为"—"（阳爻）和"--"（阴爻）两种。《周易》的占筮，就是从占得的爻象和卦象之中，类比出未知事物某些与其相似的特性，也就是取象比类。八卦的卦象分别是：乾为天，坤为地，震为雷，巽为风，离为火，坎为水，艮为山，兑为泽。其与自然界中方位的对应关系为：乾，西北；坤，西南；震，东方；巽，东南；离，南方；坎，北方；艮，东北；兑，西方。其与自然界中时令的对应关系为：震与巽主春，离与坤主夏，兑与乾主秋，坎与艮主冬。人与天地相通应，故人体的脏腑又与八卦、时令和方位等有一定的对应关系，即震卦主春位东配以肝，离卦主夏位南配以心，兑卦主秋位西配以肺，坎卦主冬位北配以肾。需要说明的是，真正配属肝脏的本应是位于东南方位的巽卦，震卦当与胆府相配，但震卦就方位而言位居正东，故多认为肝脏与震卦相配属。

李中梓运用《周易》中取象比类的方法，又根据肝脏与肾脏的生理特点，详述了"乙癸同源"理论。如他在《医宗必读·乙癸同源论》中说："肾应北方壬癸，于卦为坎，于象为龙，龙潜海底，龙起而火随之。肝应东方甲乙，于卦为震，于象为雷，雷藏泽中。雷起而火随之。泽也，海也，莫非水也，莫非下也。故曰乙癸同源。"李中梓结合肾、肝两脏与八卦、方位等的对应关系，对"乙癸同源"做了阐释：坎卦为水，其卦象为龙，古人认为龙是潜藏于海中的，龙喜飞升，火性猛烈，均属于阳；震卦为雷，其卦象为雷，而雷藏泽中，雷声电火亦属于阳，故李中梓说："泽也，海也……故曰乙癸同源。"

肝肾同源，揭示了肝肾两脏在生理、病理上的密切关系。肝肾同属下焦，肝藏血而肾藏精，精血可互化，肝主疏泄而肾主闭藏，肝为水之子而肾为木之母，故肝肾在生理上存在着互相资生、病理上互相影响的关系。肝阴根于肾阴，肝阴不足，固然可以导致肝阳上亢；但肾阴不足，水不涵木，亦可导致肝阳上亢。由于肝肾同源的关系，故治疗上应肝肾同治。李中梓在《医宗必读·乙癸同源论》中说："东方之木，无虚不可补，补肾即所以补肝；北方之水，无实不可泻，泻肝即所以泻肾。"并举例说："然木即无虚，又言补肝者，肝气不可犯，肝血当自养也。血不足者濡之，水之属也，壮水之源，木赖以荣。"即肝阴不足，肝阳上亢，可以用滋补肾水的方法滋养肝木，达到平肝潜阳的目的；又说："水即无实，又言泻肾者，肾阴不可亏，而肾气不可亢也。气有余者伐之，木之属也。伐木之干，水赖以安。"即肾气的闭藏太过，通过疏泄肝木的方法，达到治疗的目的。可见，肝肾同治在处理肝肾两脏关系发生病变时有重要意义。

（六）学道参禅论"养生"

李中梓早岁攻儒，壮年学道，晚岁参禅。他在《删补颐生微论·三奇论第一》中说："余早岁攻儒，读无言无隐之章，便觉疑团膺碍。壮年学道，颇得真诠，洞知不根虚静者，即是邪术。晚岁参禅，幸遇明眼尊宿，壁立万仞，把个没滋味铁酸馅，劈头拈示，未尝落草盘桓，但与本分草料，忽尔转身，豁开向上，大机大用……"这说明李中梓一生对儒家、道家及佛家均有涉猎研究。李中梓很注重养生，在养生方面也确实深有造诣，其"医道通仙"的观点有独到见解。其养生学说的特点，主要体现在重保精、重脾胃、重气功而贵虚静、顺应自然等方面。兹简要论述如下。

1. 重保精

李中梓在《删补颐生微论·三奇论第一》中云："人之三奇，精气神也。"强调"精气神"对于人体生命的重要性，并在文中对"精气神"进行了大量的论述，如"东垣曰：'气乃神之祖，精乃气之子。气者，精神之根蒂也'"；"气入身来谓之生，神去离行谓之死"；"神是性兮气是命，神不外驰气自定"。这些观点充分说明了"精气神"三者在人体生命过程中的重要地位和相互关系。精中生气，气中生神，只有精全则气全，气全则神全，神全方可使人体阴平阳秘，脏腑功能正常，气血运行通畅，从而使身体健康，处于正常生命状态。所以，人身之养生，重在保养"精气神"。

李中梓认为，"精气神"三者，以"精"为主。"五脏皆有精，精者人之本也"，认为人身之精分藏于五脏之中，在肝为血，在心为脉，在脾为营，在肺为气，在肾为精（指肾精，主要是先天之精）。而五脏所藏之精气是维持五脏功能活动的物质基础，也是维持人体各种机能活动及五脏所藏的"五神"活动的物质基础，精存则神存，精足则神旺，精亡则神亡。而五脏之重在脾肾。《删补颐生微论·医方论第二十二》云："肾为先天之根本，脾为后天之根本，二本固则老可还少，二本伤则少有老态。"精足者，百疾不生，精不足者，百证蜂起。所以，人身中精气宜封藏，不宜妄泄。

李中梓在《删补颐生微论》中，提出了保肾精的具体方法。他认为要贵寡欲、贵节劳、贵息怒，宜戒酒、淡食五谷。其中，节劳包括心劳、体劳和房劳。同时，李中梓又指出多种可损精的情况，如以固精采补、过于劳心、过于劳力、饮酒过度、情志不节等。对此他详加解释，"固精采补者，是大不然，男女交接必扰其肾，外虽不漏，精已离宫"，可耗精；过度劳目者，"精以视耗"；过度劳耳者，"精以听耗"；过度劳心者，"精以思耗"；过度体劳者，"精以力耗"；情志过激者，如"怒伤肝而相火动"，可耗精；饮酒过度者，"酒能动血"，"精随薄矣"（《删补颐生微论·先天根本论第三》）。所以，养生保精贵寡欲、贵节劳、贵息怒、贵戒酒，食用恬淡之味。遵循这些养生的方法可使精日益聚积，有益于养生。

在《内经知要·道生》中，李中梓还针对《素问》遗篇"刺法论"中所说的咽津以滋肾保精的方法加以详细解释："肾为水脏，以肺金为母。肺金主气。咽气者，母来顾子之法。咽津者，同类相亲之道也。人生于寅，寅为阳旺之会，阳极于午，午为向明之方。神不乱思者，心似太虚，静定凝一也。闭气不息者，止其呼吸，气极则微微吐出，不令闻声。七遍者，阳数也。引颈者，伸之使直，气易下也。如咽甚硬物者，极力咽之，汩汩有声，以意用力送至丹田气海，气为水母，气足则精自旺也。饵舌下津者，为命门在两肾之间，上通心肺，开窍于舌下，以生津。古人制活字，从水从舌者，言舌水可以活人也。舌字从千从口，言千口水成活也。津与肾水，原是一家，咽归下极，重来相会，既济之道也。《仙经》曰：气是添年药，津为续命芝，世上漫忙兼漫走，不知求我更求谁。气为水母，水为命根，勤而行之，可以长生。《悟真篇》曰：咽津纳气是人行，有药方能造化生，炉内若无真种子，犹将水火煮空铛。此言虚极静笃，精养灵根气养神，真种子也。"

2. 重脾胃

李中梓强调脾为后天之本，而后天水谷为元气之本；而胃为水谷之海，人之五脏六腑，皆赖之以受灌输，故脾胃在人体生命活动中至关重要。只有元气充沛，方能生机旺盛，身体健康。如果脾胃功能受损，元气必耗。而饮食失节、起居失调、劳倦过度等因素，无不损伤脾胃。七情伐其内，六淫攻其外，这些因素皆足以致脾胃受损，其中饮食与劳倦两者，对脾胃的损伤尤大。脾胃功能强弱与否，决定了人体元气的盛衰、生机的活跃程度。而元气的盛衰，不但可以决定人的生命质量的高低，而且还决定人的寿命长短。元气是人体健康与否最具决定性的因素，只有脾胃功能正常，元气方能充足，人体方能健康。一旦脾胃受伤则元气损，元气损则诸病生。李中梓还提出肾"人资之以为始"、脾"人资之以为生"的先后天根本论，其在临证治病时亦主张脾肾同治。他总结前贤保养脾胃的经验，认为"元气胜谷气，其人瘦而寿；谷气胜元气，其人肥而夭。泰西水曰：饮食有三化，烹煮糜烂，名曰火化；细嚼缓咽，名曰口化；蒸变传送，名曰胃化。二化得力，不劳于胃"（《删补颐生微论·后天根本论第四》）。因此，李中梓在养生过程中主张通过调节饮食因素来调养脾胃，从而使身体保持健康状态。如他提倡在进食时宜食温的食物，不宜过冷或过热，以免对胃部造成刺激，告诫人们不管是进食冷物热物，一定都要细嚼缓咽。他还反对饱食之后马上坐、卧，认为可引发中满、痔疮等，而应宽解衣带，揉摸腹部，伸腰徐行，"作噴以通其秘，用呵以去其滞"，使饮食下行后，方可就坐，养成良好的习惯。李中梓强调"饮以养阳，食以养阴，食宜常少，亦勿令虚，不饥强食，不渴强饮，则脾劳发胀，朝勿令饥，夜勿令饱。淡食则多补，五辛善助火"。并将"调食法"中的"宁少毋食多，宁饥毋食饱，宁迟毋食速，宁热毋食冷，宁零毋食顿，宁软毋食硬"的饮食忌宜，作为调理脾虚之要法。另外，李中梓还提出"怒后勿食，食后勿怒，醉后勿饮冷，饱余勿便卧。冷热之物，不宜互食"；"修养不如节劳，服药不如忌口"。时刻强调"脾胃为后天之本，气血生化之源"，非常重视脾胃。李中梓总结的上述方法，直至今日仍对饮食健康具有重要的指导意义。

3. 重气功，贵虚静

李中梓对于道家的气功养生亦颇得真诠。他认为气乃精神之根蒂，非常重视静心调息运气。《内经知要·道生》曰："气入身来谓之生，神去离形谓之死，知神气者可以长生。气有先天后天之别，后天者，呼吸往来之气也；先天者，无形无象，生天生地，生人生物者也。"另外，《删补颐生微论·三奇论第一》中详细论述了静心调息运气的方法，"随守一处，皆可收心"；"只须一香之顷，先天祖气忽然扯入，鼻孔如迎风之状。扯入一次即盗夺一次，三日之后当源源而来，七日来复，百日工毕"。

李中梓吸取老子"虚静"的养生理念，再根据其自身的临床经验，提出的养生主张是重视"虚静"。《内经知要·道生》曰："不知虚静者，即是邪术。"强调要恬淡虚无，少思寡欲，清静无为，顺应自然。就"养形"和"养神"来说，李中梓更注重"养神"，认为生活宜淡泊质朴，心境宜平和宁静，对于遇到的一切困难和烦恼均能以平常心对待，淡然处之，对物质方面没有太多的欲望，不过分去追求物质享受，淡泊名利、声色等，并能很好地及时调整心情与心态，在情绪上避免出现大的波动，如大悲、大喜、大怒等，使自身情绪始终保持平和，方有利于养生。李中梓强调淡泊名利和物质享受，避免情志过激，保持自身情绪平稳、乐观，是非常有利于养生的。这种养生理念，直至今日仍具有启迪意义。

4. 顺应自然

李中梓深受《素问·四气调神大论》的影响，重视顺应自然界的四时之气而养生。《内经知要·道生》曰："四时者，阴阳之行也；刑德者，四时之合也……刑德离乡，时乃逆行，故不知奉若天时，非尊生之典也。是以《天真论》曰调于四时，曰分别四时。四气者，天地之恒经；调神者，修炼之要则。故春夏养阳，秋冬养阴，以从其根。根者，人本于天，天本于道，道本自然，此皆治未病之方，养生者所切亟也。"指出人生活在自然界中，人的一切活动均应当顺应自然界的规律，包括饮食习惯、起居规律，甚至人的情绪。人们养生防病，也必须顺应自然界的规律。李中梓还根据《素问·四气调神大论》所论四时变化特点，在《删补颐生微论·三奇论第一》中提出"四时调摄法"："春三月，此谓发陈，夜卧早起，肝旺脾衰，减酸增甘，节情欲以葆生生之气，少饮酒以防逆上之火。正月衣宜下厚而上薄，勿骤脱衣，勿念犯风，夏必飧泄。二月宜暖衣，令得微汗，以散去冬伏邪。三月勿处湿地，勿露体星宿下。夏三月，此谓蕃秀，夜卧早起，心旺肺衰，减苦增辛，伏阴在内，宜戒生冷，神气散越，宜远房室。勿暴怒，勿当风，至秋为疟。勿昼卧，勿引饮，主招百病。四月纯阳之月，忌入房。五月毒月，君子斋戒薄滋味，节嗜欲。霉雨湿蒸，宜烘燥衣，时焚苍术，常擦涌泉，袜以护足。六月勿濯冷，勿贪风，夜勿纳凉，卧勿摇扇，腹护单衾，食必温暖。秋三月，此谓容平。早卧早起，肺旺肝衰，减辛增酸，收敛神气，禁吐禁汗。七月须取爽气，足与脑宜微凉。八月勿食姜，勿沾秋露。

九月宜养筋。冬三月，此谓闭藏，早卧晚起，肾旺心衰，减咸增苦。暖足凉脑，曝背避寒，勿令出汗，目勿近火，足宜常濯。十月属亥，纯阴之月，一岁发育之功，实胚胎于此，大忌入房。十一月一阳方生，远帷幕，省言语。十二月禁疲劳，防汗出。"

另外，李中梓在《删补颐生微论·三奇论第一》中，附有二十五条修摄法，论述了大量有利于养生的行为和做法，并详细描述调息运气、固精养血的理论及方法。二十五条修摄法中，载有十六字诀和六字诀，还提出十五宜、却病十法、病有十不治。

十六字诀：一吸便提，气气归脐，一提便咽，水火相见。

六字诀：呵、呼、呬、嘘、嘻、吹。

十五宜：发宜多梳，面宜多擦，胸宜常护，目宜常运，耳宜常凝，口宜常闭，齿宜常叩，气宜常提，津宜常咽，浊宜常呼，背宜常暖，腹宜常摩，囊宜常裹，肢节宜常摇动，皮肤宜常干沐。

却病十法：心如木石，观四大假合，一也。烦恼现前，以死譬之，二也。常将不如我也，巧自宽慰，三也。造物劳我以生，遇病却间，反生庆幸，四也。痛苦不适，宿业难逃，惟欢领受，五也。室家和睦，无交谪之言，六也。众生各有病根，常自观察克治，七也。风露严防，嗜欲淡薄，八也。饮食宁节毋多，起居务适毋强，九也。高人良友，讲开怀出世之谈，十也。

病有十不治：恣纵惛淫，不自珍重，一也。窘若拘囚，无潇洒趣，二也。怨天尤人，广生懊恼，三也。今日预愁明日，一年常计百年，四也。室家聒噪，动成荆棘，五也。听信祷赛，广行杀戮，六也。寝兴不适，饮食无度，七也。讳疾忌病，攻补妄投，八也。过服汤药，荡涤肠胃，九也。以死为苦，难割难舍，十也。

此外，李中梓还提出服用某些药物亦可达到养生目的，如何首乌可补真阴而理虚劳，益精髓而能续嗣；亦可强筋壮骨，黑发悦颜；又可补阴而不滞不寒，强阳而不燥不热，为滋补良药，久服令人有子。再如，莲子，脾家果也，久服益人。还提及道家用龙眼肉细嚼千余，待满口津生，和津汩汩而咽，即是服玉泉之法。

（七）重视医德医风

医关人命，药如刀刃。凡大医、成才之医，均须有良好的医德。唐代医学大家孙思邈曾写下名篇"大医精诚"。李中梓在其著作中亦对"医德"有专篇论述，如《医宗必读·不失人情论》和《医宗必读·行方智圆心小胆大论》。"不失人情论"是李中梓读《素问·方盛衰论》后之感想，他把人情大致分为三类：一曰病人之情；二曰旁人之情；三曰医人之情。认为正确处理好医生与病人、医生与亲友、医生与医生之间的关系，对疾病的诊治将会大有裨益。"行方智圆心小胆大论"则是从孙思邈所提出的"行欲方而智欲圆，心欲小而胆欲大"中得到启发，对行方智圆、心小胆大进行论述，既精辟具体，又一目了然。由此可见，李中梓非常重视医德医风，对医生的医德及行医规范提出了具体的要求。李中梓明确指出，医生应该德才兼备，不仅要具备高明的医术，更重要的是还要拥有高尚的品德。

1. 医术要高明

作为一名大医、成才之医，拥有高明的医术是至为关键的，因为医生的职责是治病救人。吴肇广在《医宗必读·序》中谈到，李中梓的医术非常高明。如其所云："其所施药，如刀圭入口，仆者立起，宜乎其名而不胫而驰。远迩向慕，争赴无虚日也。"李中梓亦对医生的医术医技非常重视。他在《医宗必读·行方智圆心小胆大论》中，从"智圆""心小"和"胆大"三个方面详尽阐述如何才能拥有高超的医技，进而成为良医。例如，病人"禀赋有厚薄，年岁有老少，身形有肥瘦，性情有缓急，境地有贵贱，风气有柔强，天时有寒热，昼夜有重轻，气色有吉凶，声音有高下，受病有久新，运气有太过不及，知常知变，能神能明，如是者谓之智圆"。医生在临证时，"望、闻、问、切宜详，补、泻、寒、温须辨，当思人命至重，冥报难逃，一旦差讹，永劫莫忏，乌容不慎，如是者谓之心小。补即补而泻即泻，热斯热而寒斯寒，抵当承气，时用回春；姜附理中，恒投起死，析理详明，勿持两可，如是者谓之胆大"。指出仔细观察病人的年龄、性别、禀赋及其所处的自然环境和社会环境，是谓智圆；诊病时宜细心，务必要审慎，要注意到病情的每一个细节，慎下结论，是谓心小；辨证准确，遣方用药时敢于用药，不畏峻剂，是谓胆大。从文中可以看出，李中梓又特别对"智圆"进行详细的阐述，他从人的体质因素、环境状况、疾病变化三个方面，列举了十二种"常"与"变"的情况，详述了只有知常达变，方"能神能明"，也从中证明掌握"病人之情"对医生来说是至关重要的。然而在临证时医生若要想充分了解"病人之情"，不仅要全面详细的诊察病人的病情，同时还要全面了解病人的其他情况，比如病人的体质、智力、心理特征、性格急缓、动静喜好，甚至饮食嗜好等。李中梓在《医宗必读·不失人情论》中，详细总结了病人的四种类型和病家的五种思想。只有充分详尽掌握这些情况，才能准确辨证，治疗得当，提升临床疗效。否则，即使是灵丹仙药也难以彻底治愈疾病。此外，在临证时，有时旁人之情也会干扰医生的诊治。李中梓认为，在一般情况下，病人的家人、亲朋好友、邻里之间比较关心病者的病情，他们往往会动脑筋想各种办法给病人出一些点子，以促使病人早日康复。但由于出发点不同、知识面有异、不一定具备医学知识等诸多因素，会造成他们所出的点子和方法必然有优劣之分。所以，医生临证时应注意这些情况，与病人谈话时应进行详细具体的分析，紧密结合自己具备的医学知识，对病人有益的建议可以采纳，而那些对治病无益甚至有害的建议应及早摒除，以免贻误病情。

2. 医德要高尚

李中梓认为，良医除了要拥有高超的医术外，亦必须有高尚的医德。

他在《删补颐生微论·感应论第二十四》中即提出了对良医的要求，认为良医要做到："医以活人为心，当念人身疾苦，与我无异。凡有招者，急去无违。或止求药，宜即发付，勿问贵贱，勿择贫富，勿论风雨，勿拘远近，尽心拯济。"即良医要心怀仁慈，以解除病人痛苦为己任，无论病人的贵贱、贫富如何，均一视同仁，无论风雨、远近，有招即去，全心全意为病人服务。他还在《删补颐生微论·感应论第二十四》中，提出了良医应对同行的态度："胜己者师之，不若己者佐之，毋道人短，毋恃己长，宁人谤吾，毋吾谤人。"即尊重同道，持谦虚之心，互相学习，勿恃己长诋毁他人。

医生品德要高尚，但在金钱的引诱下，很容易医风不正。李中梓在《医宗必读·不失人情论》中写到医人之情时，详细描述并剖析了当时医林中存在的种种弊端，并归纳当时社会的七种庸医：其一是"便佞之流"，或用花言巧语骗人，或用甜言蜜语迷惑人，或强词夺理能说会道地哄骗人，或危言耸听恐吓人；其二是"阿谄之流"，或结交病人的亲友，或讨好笼络病人的僮仆，或谋求达官显贵的推荐，或病家不邀而自己来富贵病人之家；其三是"欺诈之流"，腹无点墨，目不识丁，没有真才实学，却诡称自己的医术为神授，假托自己的医术为高人秘传；其四是"孟浪之流"，对望、闻、问、切全不关心，随手抓药给病人，反而妄称别人愚蠢、自己聪明、别人生疏、自己老练；其五是"谗妒之流"，嫉妒成性，排挤同行以显示自己能干，表面似乎与人志同道合，暗中却进行造谣中伤，以致是非颠倒，黑白混淆；其六是"贪悖之流"，贪图财物，轻忽甚至无视人命，病人在病情危重不明之际，仍贪功胡乱轻率用药，等到治疗失败贻害病人后，又将责任推给他人，自我掩饰；其七是"庸浅之流"，各持自己的浅薄之见，讽刺打击那些医技高明的医生。李中梓认为这七种类型的庸医医德败坏，医生应该以此为戒。他对从业医生提出要求，认为良医应认真学习医学经典理论及前人临证经验，善于思考，细心谨慎，临证时辨证准确，用药大胆谨慎，绝不能沾染以上七种庸医陋习。

总之，李中梓认为，一个良医一定要有高超的医术，要"行方""智圆""心小""胆大"，而且良医还要拥有非常高尚的医德，并能在临证时处理好病人之情、医人之情、旁人之情三者之间的关系。

李中梓

临证经验

李中梓有深厚而广博的医学理论知识并著有多部医书，但他同时又具有非常丰富的临床实践经验，这在其著作的医案中有着很好的体现。李中梓在行医过程中有随笔记录医案的习惯，故他所记载和保留的医案很多。

李中梓在《医宗必读·凡例》中说道："医案，二十年来，案帙颇多，兹摘其稍异者，附于病机之内，仅百一耳。"他又在《里中医案·序》中称："以是受知于当世，四十余年，吹枯振槁，固非褚墨所胜纪，兹摘其朱紫易淆者，聊录一二，以传后世。"李延昰在《脉诀汇辨》中云："家先生之医案等身矣，语简而意明，洵足以尽脉之变。谨取数十则殿之，由此以窥轩岐之诊法焉，千百世犹旦暮也。"李中梓所记载的医案众多，但至今其诸多医案还处于散在分布的状态，其中《诊家正眼》二则、《删补颐生微论》三十三则、《病机沙篆》四则、《本草通玄》三则、《雷公炮制药性解》二则、《里中医案》一百六十一则、《脉诀汇辨》五十八则、《医宗必读》九十八则、《续名医类案》一百零三则、《对山医话》二则。除去诸书之间相互重复的医案，共有李中梓医案二百零七则。在临证经验部分，引用了李中梓的部分医案。

李中梓指出，临床上病证千变万化，只要洞察阴阳，针对病本，因时因地因人进行治疗，就会效如桴鼓，得心应手。若疑似之际，混而弗明；攻补之间，畏而弗敢，就会犯实实虚虚之戒。

李中梓临证五十余年，积累了丰富的诊治经验。现择其临证特点简述于下。

一、临床辨治特点

（一）总结辨治大法

李中梓在《医宗必读·辨治大法论》中提出七种辨治方法："病不辨则无以治，治不辨则无以痊。辨之之法，阴阳、寒热、脏腑、气血、表里、标本先后、虚实缓急七者而已。"

"阴阳者，病在于阴，毋犯其阳；病在于阳，毋犯其阴。谓阴血为病，不犯阳气之药，阳旺则阴转亏也；阳气为病，不犯阴血之药，阴盛则阳转败也"。

"寒热者，热病当察其源，实则泻以苦寒、咸寒，虚则治以甘寒、酸寒。大虚则用甘温，盖甘温能除大热也。寒病当察其源，外寒则辛热、辛温以散之，中寒则甘温以益之，大寒则辛热以佐之也"。

"脏腑，经曰：五脏者，藏精而不泻者也。故有补无泻者，其常也。受邪则泻其邪，非泻藏也。六腑者，传导化物糟粕者也。邪客者可攻，中病即已，毋过用也"。

"气血者，气实则宜降、宜清，气虚则宜温、宜补。血虚则热，补心、肝、脾、肾，兼以清凉；血实则瘀，轻者消之，重者行之。更有因气病而及血者，先治其气；因血病而及气者，先治其血"。

"表里者，病在于表，毋攻其里，恐表邪乘虚陷入于里也；病在于里，毋虚其表，恐汗多亡阳也"。

"标本先后者，受病为本，见证为标；五虚为本，五邪为标。如腹胀因于湿者，其来必速，当利水除湿，则胀自止，是标急于本，先治其标，若因脾虚渐成胀满，夜剧昼静，当补脾阴，夜静昼剧，当补胃阳，是本急于标，先治其本"。

"虚实者，虚证如家贫室内空虚，铢铢累积，非旦夕间事，故无速法；实证如寇盗在家，开门急逐，贼去即安，故无缓法"。

李中梓认为，以上所列诸法，举一为例，余可类推，皆道其常也。临证时症状变化万端，无统一治法，只是在圆机者神而明之。

（二）反对拘泥成方

李中梓主张，不以一定之方药，应无穷之变，认为临证时处方用药必须切合病机，提倡辨证论治，用药灵活，反对泥常不变。

首先，气候因素、社会环境、人的体质各有不同，即《本草通玄·用药机要》所说："居养有贵贱，年齿有老少，禀赋有厚薄；受病有久新，脏腑有阴阳，性情有滞通；运气有盛衰，时令有寒暄，风气有南北。六气之外客不齐，七情之内伤匪一。"因此，李中梓在《删补颐生微论·别症论第十》中说："丹溪有言曰：医者临机应变，如对敌之将，操舟之工，自非随时取中，宁不愧乎？按前人已成之迹，应今人无限之病，何异按图索骥，幸其偶中也难矣。太无先生曰：用古法治今病，如拆旧物改新屋，不再经匠氏之手，其可用乎？洁古云：运气不齐，古今易辙，旧方新病，难相附合。许学士曰：予读仲景书，守仲景法，未尝守仲景方，乃为得仲景心也。"所以，医生在临证时要根据病人的具体情况处方用药，而不能按前人已成之迹，应今人无限之病。

其次，疾病变化多端，即使是同一种疾病，其发生、发展的过程也会有所不同。在《删补颐生微论·知机论第十三》中，李中梓批评治病死守习惯用药，不知因病用法，灵活化裁的做法，并举虚劳发热、吐血痰嗽、中风痿痹、伤寒发热、水肿腹胀、疟疾寒热、痢疾腹痛等病证为例，指出某些医生遇到这些病时只会使用常用药物，而不是根据具体病证灵活用药。李中梓在《删补颐生微论·先天根本论第三》中所说："水不足者，壮水之主，以制阳光，六味丸是也；火不足者，益火之源，以消阴翳，八味丸是也。只于年力方刚，尺脉独实者，微加炒枯知母、黄柏，以抑其亢炎。昧者以为滋阴上剂，救水神方，不问虚实而概投之。不知知母多则胃肠滑，黄柏久则胃肠寒，阳气受贼，何以化营卫而润宗筋，将髓竭精枯，上呕下泄，而幽潜沉冤，尚忍言哉！"李中梓还以棋艺对临证时的灵活用药进行比喻，在《删补颐生微论·医方论第二十二》中说："上古因证处方，初无胶执，故《内经》翻造化之玄机而不设方剂，不欲以一定之迹应无穷之变也……如弈之有势，不过略陈间架，对局之变无穷，吾亦与之俱无穷。若执一定之势，以应千变之局，其有不败者几希。今名方俱在，弈之势也，反正逆从，势之用也。运气不齐，古今易辙，风土异宜，强弱异禀，贵贱异境，老少异躯，新久异法，内外异因，局之变也。"

案例

苏淞道万玄圃，神气不充，两足酸软。服安神壮骨，服补肾养阴，服清热祛湿，卒不效也。余曰：六脉冲和，独有中州涩而无力，是土虚不能制水，湿气注于下焦。以补中益气汤加苍术，旬日愈。夫脉虚下陷之症，用牛膝、苡仁、黄柏等下行之剂则愈陷，故前药所以无功也。(《里中医案》)

按语：此病人患"痿证"，世医多以补肾壮骨之剂治之，不加分辨，而李中梓通过辨证，发现病人"独有中州涩而无力"，遂断定此病人是由于"土虚不能制水，湿气注于下焦"，从而发为痿证，故使用补中益气调补中焦。

这些常用的方剂，均是前人治疗疾病的宝贵经验，肯定是非常重要的，但临证时不能一味拘泥于成方和别人的经验，造成以一定之方应无穷之变。医生应根据自己的临证判断，在真正领悟方义的基础上，进行加减化裁，使处方用药既吸取前人的宝贵经验，又适应现实的临证用药需求。

（三）提倡三因制宜

《素问·宝命全形论》曰："天地合气，命之曰人。"所以，天地与人之间关系密切。天地是指自然界，强调人生活在自然界中，人与自然是一个不可分割的整体，人应顺应自然界的各种变化。自然界为人类提供了赖以生存的必要条件。同时，自然界又可以对人体产生直接或间接的影响，从而使机体发生相应的反应。所以说，自然界天地阴阳之气的运动变化与人体是息息相通的。另外，疾病的发生发展和变化，也与人的体质等个体差异有明显的关系。所以，从某种程度上说，疾病的发生，是天、地、人等诸多因素共同作用的结果。李中梓对此深有感触，故强调因人、因时、因地制宜的治疗法则。

1. 因人制宜

《素问·征四失论》在论及患病之人的差异时说："不适贫富贵贱之居，坐之薄厚，形之寒温，不适饮食之宜，不别人之勇怯，不知比类，足以自乱，不足以自明。"李中梓在《内经》这种观点的基础上，进一步提出了"富贵贫贱治病有别论"，并在《医宗必读·富贵贫贱治病有别论》一文中指出富贵之人和贫贱之人在治病用药时的差异，"富贵之人多劳心，贫贱之人多劳力。富贵者膏粱自奉，贫贱者藜藿苟充。富贵者曲房广厦，贫贱者陋巷茅茨。劳心则中虚而筋柔骨脆，劳力则中实而骨劲筋强。膏粱自奉者脏腑恒娇，藜藿苟充者脏腑恒固。曲房广厦者，玄府疏而六淫易客，茅茨陋巷者，腠理密而外邪难干"。富贵、贫贱之人，由于两者的社会地位、所从事工作的性质、饮食习惯、居住条件不同，从而有着劳心和劳力的差异，这两者脏腑有娇固、腠理有疏密，治病时用药肯定有别，要因人制宜。所以，富贵之人患病多补正，贫贱之人患病多攻邪。只有这样才能"易而为治，比之操刃"。虽然李中梓主张富贵贫贱治病有别的观点，但并不完全拘泥于此，特别指出贫贱之人亦有宜补的情况，但往往攻多而补少；富贵之人亦有宜攻的情况，但往往攻少而补多。临证时根据病人的体质、工作环境、生活习惯等不同特点，来考虑治疗用药的原则。"又当以宜为辨，禀受为别，老壮为衡，虚实为度，不得胶于居养一途，而概为施治也"。

李中梓非常重视人的体质对临证用药的影响。他在《医宗必读·不失人情论》中指出："五脏各有所偏，七情各有所胜，阳脏者宜凉，阴脏者宜热，耐毒者缓剂无功，不耐毒者峻剂有害，此脏气之不同也。"说明因体质不同而导致疾病的发病性质不同，以及各自的身体对药物的敏感程度不同，这就需要医生在临证过程中要将这些因素充分考虑进去，才能得到理想的治疗效果。

人的体质有强弱、性情有刚柔、筋骨有疏脆、年龄有老少、肢体有劳逸，奉养有膏粱藜藿之殊，心境有忧劳苦乐之别，受病又有浅深之异。因此，在治疗上要因人制宜。如小儿的特点是生机旺盛，气血未充，脏腑娇嫩，治疗忌用峻剂；而老人的特点是脏腑机能衰退，所患疾病亦多为虚证，或正虚邪实，治疗宜补为主，如邪实须攻也宜慎重。强者或初病多实，弱者及久病多虚，均需斟酌。

李中梓在《医宗必读·行方智圆心小胆大论》中指出："人禀赋有厚薄，年岁有老少，身形有肥瘦，性情有缓急，境地有贵贱，风气有柔强，天时有寒热，昼夜有重轻，气色有吉凶，声音有高下，受病有久新，运气有太过不及。"强调高明的医生要知常达变，掌握天时、患者个体差异，注意因人制宜。

2. 因时制宜

随着时间的推移、时代的变迁，人类所居住的自然环境也发生着相应的改变。《医宗必读·古今元气不同论》云："当天地初开，气化浓密，则受气常强；及其久也，气化渐薄，则受气常弱。"李中梓在此提出了古今元气不同论。他认为，天地之元气是古强今弱，人与天地相参，人之元气亦为古强今弱，故临床上用药的分量也是古重今轻。由于后世之人体质多不如前人，故在治疗时也不能照搬前人的临证经验，而应考虑到后世之人的具体情况。如果病宜用热药，可先加以温药；病宜用寒药，当先加以清药。即使有积需要消，必须先养胃气；即使有邪要祛，必须随时逐散，不得用药过量，而损伤气血。单纯就此论来看，李中梓过于强调古今元气之不同，用药分量的差异，确实过于局限。但这种"古今元气不同，治亦不同"的说法，确实体现了"因时制宜"和"因人制宜"的原则。

3. 因地制宜

中国幅员辽阔，地大物博。由于所处地域环境、地势高低不同，气候条件、物产、饮食习惯及生活风俗也迥然各异，人的生理活动和病变特点也不相同，故临证时所选用的药物也应根据当地气候、饮食习惯及生活风俗，特别是病人的体质，而做出相应的调整变化。同一病而治各不同，与地域关系密切。地域不同、气候特点不同，人们所患之病不同，治疗亦不同。如东方之域，为滨海傍水之地，物产多以鱼为主，多食鱼往往助湿热，令人发热，故易患痈疡之病，故治病宜使用砭石；西方之域，其民多身体壮实，血气充实，生病多因七情、饮食、男女之过，故治病宜使用毒药峻攻；北方之域，多气候寒冷，其民生病多因寒中，故治病宜使用灸焫之法；南方之域，多气候炎热潮湿，其民多嗜酸，往往肝经受损，多生挛痹之病，故治病宜使用微针之法；中方之域，地平而气候多湿，湿邪易损害人体的皮肉筋脉，其民多生痿弱气逆及寒热之病，故治病宜使用导引按跷之法。李中梓在《删补颐生微论·风土论第十五》中云："方土之候，各有不齐，所生之病，多随土著。西方气厚，饮食倍常，居室俭素，元气不戕。一有疾病，辄用疏利，其病如脱。若夫东南体质柔脆，腠理不密，饮食色欲，与西北迥别，概用疏利，不几于操刃杀人耶。"由于患者所处的地域、气候、物产、饮食习惯及生活习惯不同，必然会导致其所患疾病带有一定的地域特点，因而在进行临证治疗时，要将地域环境这一因素考虑进去，即"因地制宜"。在临证时还应视具体情况而定，"虽然西北固厚，安能人人皆实，东南固薄，安得人人皆虚，必观其人，因症而药，斯无一偏之弊耳"。

　　综上所述，因人制宜是指治病时必须既要看到人的整体性，也要看到不同个体之间的差异，不能孤立地看待病证；因时、因地制宜，强调了时代变迁及自然环境对人体的影响。因此，在辨证论治过程中，必须重视"三因制宜"的治疗法则，这也很好地体现了中医在临证治病过程中所具有的原则性和灵活性。

二、诊疗"不失人情"

（一）阐释"不失人情论"

　　有学者考证，《医宗必读·不失人情论》的内容和形式，与张景岳《类经·脉色类八·诊有大方》中关于《素问·方盛衰论》的"诊可十全，不失人情"的注释基本相同。李中梓和张景岳二人虽然同处于明代，但李中梓比张景岳晚生二十五年。《类经》刊于1624年，而《医宗必读》撰于1637年。就是说，《医宗必读》比《类经》出版晚十三年。这表明，李中梓的"不失人情论"一文，系摘抄于《类经》而成。所以，"不失人情论"所反映的思想，并非李中梓首创。但张景岳的注文原夹在经文注释中而易被忽略，经李中梓稍加修改后载于《医宗必读》中，并随此书反复翻刻，广为流传，则影响深远。李中梓抄录此文，也说明他本人重视医学心理现象。

　　《不失人情论》一文中，论述的病人之情、旁人之情、医人之情，至今在临床仍有很大的参考价值。

　　一是病人之情。李中梓指出，病人五脏各有所偏，七情各有所胜。不同体质适宜服用的药物亦不相同，阳盛的体质适宜服用凉剂，阴盛的体质适宜服用热剂；耐受药物毒性的人，用性味缓和的方剂治疗没有效果；不能耐受药物毒性的人，用性味猛烈的方剂治疗就有危害。这是由于病人五脏之气的不同。人们对于动静和饮食各有爱好和厌恶，爱听吉利话的人，对他直言陈述疾病的严重性就被责怪；性情多忧虑的人，对他说安慰的话就被认为是隐瞒真情；不相信别人的人，诚恳的劝告难被奉行；多疑的人，深切入理的言语反被猜疑。这是由于病人爱好和厌恶的不同。富有的人多任性，因而不遵守医生的告诫；有权势的人多自尊，便骄横放纵，违背情理。这是由于社会地位的不同。贫困的人衣食尚且不能周全，更不要说看病吃药；卑贱的人忧急辛苦不能舒适，心里的要求也就可想而知了。这是由于调适治疗的不同。有的人刚刚听从正确的话，听了错误的说法又使他改换新的主意，这是没有主张造成的祸患。有的人最怕发生意外，胆小保守，只求稳当，好比用一杯水救一车柴的火焰，难免失败。这是由于过分谨慎造成的祸患。有处境不顺利，谋求不成功，内心牵挂，良药难治者。这是由于患得患失造成的祸患。有性情急躁的人患了慢性病，不断地更换医生，招致用药杂乱；有性情迂缓的人患了急性病，一再地拖延致使病势难以挽回。这是由于性情缓急造成的祸患。有的病人怕补，人参、白术刚接触嘴唇，就感到心口阻塞；有的人怕攻，硝石、大黄才进入口中，精神即先涣散。这是由于对药物的偏见造成的祸患。有的病人忌讳疾病而不讲，有的病人因病情有隐曲而难诉，更有人故意不谈病况，测试医生的脉诊本领。即使古代名医，也必须结合望色、听声、问证，不能仅凭脉诊一项诊病。比如寸口脉盛，医生可以知道伤食，但是什么时候伤食的，吃了何种食物导致伤食，这些不可能仅凭脉象得知。这提示我们，医生临证中既要详细诊察病人的病情，同时还应全面了解病人其他情况，包括病人的体质、智力、性格急缓及心理特征与动静喜好、饮食嗜好等，只有全面掌握这些情况，才能辨证准确，论治得当，提高临床疗效。

二是旁人之情。李中梓认为，旁人有的抓住了似乎有依据的论点，但是与病情未必符合；有的会只凭自己的想象乱说。有的掌握决定是非的权力，与自己相同的意见就认为它正确，与自己不同的看法便认为它错误，但是没有人能辨别真对真错；有的抱着肤浅的看法，头痛治头，脚痛医脚，根本不了解哪个是本哪个是标。有时有权势的人的偏执言语不能违抗；有时亲近的人片面的看法难以扭转。又如推荐医生，这往往关系到病人的生死。有因志趣相投私交深厚而推荐的；有的医术低劣，因偶然取效而被推荐的；有因医生能言善辩而误信推荐的，有因接受医生的酬谢而推荐的。甚至好坏不辨，胡乱评论。赞誉某医生，可以将大盗吹捧成像舜那样的圣人；诋毁某医生，可以将像凤凰那样的美鸟诬蔑为像猫头鹰那样的恶鸟。甚至会致良医愤怒地离开，使患危重疾病的人徒然地等待死亡。需要注意的是，在一般情况下，病人的家人、亲朋好友、邻居比较关心病者的病情，为了促使病人疾病早日康复，往往会给病人想办法。但由于这些人的出发点不同、知识面有异等多种因素，造成所想的办法必然有优劣之分。因此，医生临证应注意，与病人谈话应进行详细具体分析，凡对病人有益的建议可以采纳，而那些对治病无益甚至有害的建议应及早摒除，以免贻误病情。

三是医人之情。李中梓认为，医生本身也是良莠不齐的，有的用花言巧语欺骗病人，有的用甜言蜜语迷惑病人，有的用善辩的口才蒙骗病人，有的用惊惧的言语恐吓病人。这是擅长耍弄嘴皮的一类医生。有的结交病人的亲友，有的笼络病人的僮仆，有的谋求地位高的人推荐，有的不经邀请就自己登门。这是善于曲意逢迎的一类医生。有的没有真才实学，谎称神仙授予，不识一字，假托秘密相传。这是惯行欺诈的一类医生。有的对望色、闻声、问证、切脉，全不关心，枳实、厚朴、当归、黄芩，到手就抓，乱说别人愚笨，自己聪明，别人生疏，自己熟悉。这是言行鲁莽的一类医生。有的嫉妒成性，把排挤别人作为能事，表面上好像志同道合，暗地里却在恶意中伤，是非颠倒，朱紫混淆。这是口蜜腹剑的一类医生。有的贪图财利，什么也不懂，轻视人命，如果病在危险而又有疑难的阶段，就连良医也难以决定，须极其仔细慎重，如此这般可能还有希望治愈，但有的医生贪图功劳，随意用药，等到疾病恶化，便推卸责任，掩饰自己。这是贪图侥幸的一类医生。有的各持己见，异不同决，好比乐曲的格调越高，能跟着唱的人就越少；道德越高尚的人，毁谤他的言论就越多。如同教楚人学齐语，一个齐人的教育能有多少作用？许多楚人的喧哗足以扰乱学习。这是知识浅薄的一类医生。有的医生和病人很熟悉，就草率地谋取疗效；有的医生和病人不认识，偶然请去辨证，病家既然不了解医生，便一会儿请张三，一会儿请李四，医生不愿受到埋怨，就只能用黄芩、桔梗这些一般的药物。有的病家请了很多医生，大家互相观望；有的医生之间利害相关，彼此避免嫌疑。医生们只求免除怨言，这的确是做到了，但是这样会使病人失去治病的时机。所以，李中梓十分重视医人之情。他针对当时医林的种种弊端，进行了深入的剖析，归纳当时社会的庸医"七流"，将庸医形象刻画得入木三分，淋漓尽致。特别是《医宗必读·不失人情论》中强调"性好吉者危言见非，意多忧者慰安云伪，未信者忠告难行，善疑者深言则忌"；"富者多任性而禁戒勿遵，贵者多自尊而骄恣悖理"；"境缘不偶，营求未遂，深情牵挂，良药难医"；"有急性者遭迟病，更医而致杂投；有性缓者遭急病，濡滞而成难挽"；"有讳疾不言，有隐情难告；甚而故隐病状，试医以脉"等病人的心理，临证必须予以考虑。

案例 1：病人之情

吴门周复庵，年及五旬，荒于酒色，忽然头痛发热，医以羌活汤散之。汗出不止，昏晕不苏，余与之灸关元十壮而醒，四君子加姜、桂，日服三剂，至三日少康。分析家产，劳而且怒，复发厥，余用好参一两、熟附二钱、煨姜十片，煎服，稍醒，但一转侧即厥，一日之间，计厥七次，服参三两，至明日以羊肉羹、糯米粥与之，尚厥二三次，至五日而厥定。向余泣曰：已蒙再生，不知有痊愈之日否？余曰：脉有根蒂，但元气虚极，非三载调摄不能康也。幸其恪信余言，遵守用药，两月之间，服参四斤，三年之内，进剂六百帖，丸药七十余斤，方得步履如初。亲友众多，议论杂出，若非病人任之专，或久而见疑，服药少怠，未有获生者也。(《医宗必读·虚痨》)

案例 2：旁人之情

休宁吴文豢，伤寒，烦躁，面赤，昏乱闷绝，时索冷水。其弟曰休乞余决死期。手扬足掷，难以候脉，五六人制之，方得就诊，洪大无伦，按之如丝。余曰：浮大，沉小，阴证似阳也，与附子理中汤，当有生理。曰休骇曰：医者十辈至，不曰柴胡承气，则曰竹叶石膏，今反与热剂，乌乎敢？余曰：温剂犹生，凉剂立毙矣！曰休卜之吉，遂用理中汤加人参四钱、附子二钱，煎成入井，水冷与饮。甫及一时，狂躁定矣。再剂而神爽，服参至五斤而安。文豢遗以书曰：弟为俗子所误，既登鬼录矣，而兄翁拯全之，大奇亦大幸也。方弟燥热之时，医以三黄汤入牛黄服之，转肝闷绝，举室哀号，惟是治终具，候目瞑而已。不意兄翁毅然以为可活，参附一投，阴霾见睍，荆妻稚子，含泪欢呼，一日即醒，经年乃复。呜呼！父母生之，兄翁再生之，昊天罔极，莫可云喻。敢志巅末，乞附案帙，俾天下万世，知药不可浪投，命不可轻弃，何莫非大仁人回春之泽哉！(《医宗必读·伤寒》)

案例 3：医人之情

儒者吴君明，伤寒六日，谵狂笑语，头痛有汗，大便不通，小便自利。众议承气汤下之。余诊其脉，浮而大。因思仲景云："伤寒不大便六七日，头疼有热，小便清，知不在里，仍在表也。"方今仲冬，宜与桂枝汤。众皆咋舌掩口谤之甚力，以谵狂为阳盛，桂枝入口必毙矣。余曰：汗多神昏，故发谵妄。虽不大便，腹无所苦，和其营卫，必自愈耳。遂违众用之。及夜而笑语皆止，明日大便自通。故夫病变多端，不可胶执。向使狐疑而用

下药，其可活乎？（《医宗必读·伤寒》）

（二）论妇人多情志所伤病

李中梓结合女性在古代社会的特殊地位和自身的性格特点，明确指出女性大都因情志因素而致病。针对这一现象，李中梓在《删补颐生微论·妇科论第二十》中做了非常详细的论述。他指出："凡病皆始于七情，而后六气之邪乘虚来犯。"妇人的性情为"阴浊胜而阳明微，慈恋爱憎，嫉妒忧恚，性情郁滞，染着坚牢，"再加上妇人往往不出家户而无遣解之处，又不读诗书而无可宽慰之法，往往怨天尤人之心而起。有的有怀但不能畅遂，有的有病不可告人，妇人看病时多"含羞讳疾，偏信师巫，鄙吝恣睢，反疏药饵"，对医生多开医药不甚信任，故往往导致其受病之处蒂固根深，难以痊愈。再加上女子有胎、产、经、带这些特殊情况，往往气血损伤，临床变化多端，故"女人嗜欲过于丈夫，感病倍于男子"。假若妇人脉病不相应，又不能进行详细察看，只有根据脉象来开药，而医生往往出于慎重，不免按照自己的判断反复询问，妇人见医生所问繁多，以为其医学不精，即使医生开了药，也对医生不甚信任。所以，李中梓认为："自古高人哲士为妇人别立一科，而重叹其难也。至于师尼寡妇及违时未笄之女郁情尤甚，奏效尤难。"

三、四诊合参重脉诊

李中梓对脉学造诣甚深，然又不偏执一端，十分强调望、闻、问、切四诊合参。其在《诊家正眼·必先问明然后诊脉》中指出："古之神圣未尝不以望闻问切四者互相参考，审察病情。"其对当时社会凭脉测病之弊端，引先贤之训批评道："妄言作名，为粗所穷，何病能中。"并指出医生临证时，必先察致病之因，而后察脉予以参考，这样方可认清病人的阴阳虚实，不致发生淆讹。假若医生不问其始，往往容易判断错误，贻误病情。产生疾病的原因有很多，《内经知要·脉诊》云："忧患饮食，内因也；起居过度，外因也；伤于毒者，不内外因也。不先察其因而卒持寸口，自谓脉神，无假于问，岂知真假逆从？脉病原有不合者，仓卒一诊，安能尽中病情？"其专论"必先问明然后诊脉"，乃示后人加以注意，可见李中梓在临床诊治时严谨求实的态度。

四诊是中医获得诊断依据的重要途径，是辨证论治的基础。对此李中梓深有体会，认为要以色合脉，以脉合症，以症合问，在临证过程中要谨守望、闻、问、切，互相求证，并强调四诊缺一不可。他认为临证时的四诊就好像人的四肢，其中一肢废，人就会不完整，而四诊中，缺其一就会影响医生的诊病。所谓的望闻问切四诊，望色居四诊之先，并非说独凭脉诊就可以获取病人全部的信息。而是认为通过四诊详查可以获取关于病人各个方面的信息。如通过望诊，可以望见五色，可知病之所也；通过闻诊，可以闻其五音，可知病之所出；通过问诊，问其所欲五味，可以知其病之所起所在；通过切诊，诊其寸口，据脉象之虚实，可以知其病在何脏腑。《删补颐生微论·四要论第十一》云："故夫初近患人，先望而闻，次问而切，诚不易之次第，而医者顾可忽乎？"李中梓还在《删补颐生微论·四要论第十一》中对四诊进行了详细的论述。

（一）望诊

李中梓认为望闻问切四诊，望色居四诊之先，故非常重视望诊。

首先是望五色。李中梓引用《素问·脉要精微论》所论五色："夫精明五色者，气之华也。赤欲如白裹朱，不欲如赭；白欲如鹅羽，不欲如盐；青欲如苍璧之泽，不欲如蓝；黄欲如罗裹雄黄，不欲如黄土；黑欲如重漆色，不欲如地苍。五色精微象见，其寿不久也。"并指出了五色之生色和死色，如青如草兹，黄如枳实，黑如烟煤，赤如衃血，白如枯骨，皆为死色，预后不良；青如翠羽，赤如鸡冠，黄如蟹腹，白如豕膏，黑如乌羽，皆为生色，预后良好。

其次是望五官，在望五官的同时结合望色。五官与五脏的分属关系是左颊属肝，额属心，鼻属脾，右颊属肺，颐属肾。李中梓认为，五官亦可见五色，所主病证不同，预后亦不同。如青色见于太阴太阳，及鱼尾正面口角部位，"如大青蓝叶怪恶之状者，肝气绝"，主预后不良。如果青色像翠羽柏皮，只是肝受邪，又有怒病、惊病、风病、目病的不同。赤色见于口唇及三阴三阳上下，"如马肝之色，死血之状者，心气绝"，主预后不良。如果赤色像橘红马尾色，只是心受邪，又有火热、怔怖惊悸、夜卧不宁、健忘的不同。白色见于鼻准及正面，"如枯骨如擦残汗粉者，为肺气绝"，主预后不良。如果白色像腻粉、梅花、白绵色，只是肺受邪而气虚，又有中寒、咳嗽、哮喘的不同。黄色见于鼻，"干燥若土偶之形，为脾气绝"，主预后不良。如果黄色像桂花色，杂以黑晕，只是脾受邪，产生饮食不快、四肢倦怠、胀闷泄泻呕吐的症状表现。黑色见于耳或轮廓内外，"命门悬璧，若污水烟煤之状者，为肾气绝"，主预后不良。如果黑色像蜘蛛网眼、乌羽之类的那种光泽，是肾虚，往往是火邪乘水之病。并结合病人的五官及五色情况来判断预后，如"病人目睛不了了，鼻中呼不出吸不入，气短促而冷者，为阴病；目中了了，鼻中呼吸出入，能往能来，口鼻息长而皆热者，为阳病。病人及健人，黑色或白色，起入目及口鼻，三日中死。久病人，耳目及颧骨赤者，五日死。病人目无精光，面若土色，不受饮食，四日死。病人两目眦，有黄色起者将愈。病人面目俱黄者，不死。病人面唇青黑者死。健人及病人，面如马肝色，望之如青，近之如黑者死。鼻管仰起者死。神气枯槁，不润泽者死。"（以上均出自《删补颐生微论·四要论第十一》）

再次是望形体。李中梓引用《素问·脉要精微论》"头者精明之府，头

倾视深，精神将夺矣。背者胸中之府，背曲肩随，府将坏矣。腰者肾之府，
转摇不能，肾将惫矣。膝者筋之府，屈伸不能，行则偻附，筋将惫矣。骨
者髓之府，不能久立，行则振掉，骨将惫矣。得强者生，失强者死"所论。
李中梓在《诊家正眼·形诊》中云："形气相得者生，参伍不调者死。"指出
不同形体之人寿夭生死不同，如形盛气之人，体型多肥白，夭；气盛形之
人，体型多修长黑瘦有神，寿。而形体充大而皮肤宽缓之人多寿，形体充
大而皮肤紧急之人多夭。

　　另外，李中梓认为望色与脉象亦有一定的对应关系，色脉相符为顺，
色脉不符为逆，并引用《灵枢·邪气脏腑病形》"色青者，其脉弦也；赤
者，其脉钩也；黄者，其脉代也；白者，其脉毛；黑者，其脉石。见其色
而不得其脉，反得其相胜之脉，则死矣。得其相生之脉，则病已矣"的
论述。

（二）闻诊

　　李中梓指出闻诊的重要性。关于闻声音，首先引用《素问·脉要精微
论》《素问·生气通天论》中的论述，"言而微，终日乃复言者，此夺气也。
声如从室中言，此中气之湿也。因于暑，汗，烦渴而喘，静则多言。衣被
不敛，言语善恶，不避亲疏者，此神明之乱也"。还引用张仲景《金匮要
略·脏腑经络先后病脉证第一》中的论述，"病人语声寂然，喜惊呼者，骨
节间病；语声喑喑然不彻者，心膈间病；语声啾啾然细而长者，头中病。
息摇肩者，心中坚；息引胸中上气者，咳；息张口短气者，肺痿吐沫"。

　　李中梓在《删补颐生微论·四要论第十一》中指出，通过闻诊可判断
病属何脏、病因及预后等。通过闻诊可判断病属何脏，如大笑不止，是心
病；喘气太息，是肺病；怒而骂詈，是肝病；气不足以息，是脾病；欲言
不言，语轻多畏，是肾病。通过闻诊可判断病因，如"倦不欲言，纵使强
言之，声怯弱而低微者，内伤不足也。语言前轻而后重，其言高，其声壮

厉而有力者，外感有余也。言响如从瓮中出，伤风也。言语无力，不欲言，难布息者，内伤也。言而不厌者，外伤也"。通过闻诊可判断病人的预后，如"病人阴阳俱绝，失错不能言者，三日死"；"喉中有声，谓之肺鸣，火来乘金，不得其平则自鸣，此坏症也。虚劳痰嗽，渐至声哑者必死"；"病人妄言错乱及不能言者，不治，惟热病者可以治"。

（三）问诊

李中梓在《删补颐生微论·四要论第十一》中指出："凡欲诊病者，必问饮食居处，暴乐暴苦，始乐后苦，皆伤精气。暴怒伤阴，暴喜伤阳。"认为病人的经历、起居情况、饮食等因素都会对病情和体质产生一定的影响，这些信息均需要通过问诊获取。其引用《素问·疏五过论》所述："凡未诊病者，必问尝贵后贱，虽不中邪，病从内生，名曰脱营。尝富后贫，名曰失精……诊有三常，必问贵贱，封君败伤，及欲侯王，故贵脱势，虽不中邪，精神内伤，身必败亡。始富后贫，虽不伤邪，皮焦筋屈，痿躄为挛。"引用《素问·征四失论》所述："诊病不问其始，忧患饮食之失节，起居之过度，或伤于毒，不先言此，卒持寸口，何病能中。"引用《甲乙经》所述："问病者，所思何也，所俱何也，所欲何也，所疑何也。"引用《难经·五十一难》所述："问病欲得寒，而欲见人者，病在腑也；病欲得温，而不欲见人者，病在脏也。"

李中梓指出，疾病的发生，不外乎阴阳、寒热、虚实，将这几者分辨清楚，临证施治时往往不易有误。通过问诊，可察阴阳之虚实，辨脏腑之寒热。通过问诊，可获取病情的详细资料，亦可通过病情细节判断病位和病性。如按其痛处，按之而痛止者往往为虚，按之而痛甚者往往为实；痛不移者往往为血，痛无定者往往为气。疾病又有其自身规律特点，亦需要通过问诊来获知，从而确定病人的气血阴阳情况。如病情"昼则增剧，夜则安静，气病而血不病；夜则增剧，昼则安静，血病而气不病。昼热夜静，

是阳气旺于阳分也。昼静夜热，阳气下陷，入阴中也；昼夜俱热，重阳无
阴也；亟泻其阳，峻补其阴。昼静夜寒，阴血旺于阴分也。夜静昼寒，阴
气上溢于阳中也；昼夜俱寒，重阴无阳也，亟泻其阴，峻补其阳。昼寒夜
热，病名阴阳交，变而死矣"。另外，产后须问"坐草难易，恶露多少，饮
食迟早，生子存亡"等情况。通过问诊可使医生清楚形伤血伤的不同，补
气补血的差异，治疗时可有的放矢。如饮食失节宜健脾调中，生子不存兼
疏肝解郁。通过问诊，亦可获知病人平时行为、性格及饮食习惯和爱好，
这些均能帮助医生判断病性和病位，甚至判断预后。如病人喜热可判断其
多为寒证，病人喜冷可判断其多为热证；病人喜静而恶动可判断其多为虚
证，病人喜动而恶静，动作烦躁不宁可判断其多为实证；病人恶食可判断
其可能伤食，病人恶风可判断其可能伤风；喜欢吃甘味者多为脾虚，喜欢
吃辛味者多为肺病，喜欢吃酸味者多为肝虚，喜欢吃咸味者多为肾弱，喜
欢吃苦味者多为心病，这些均为顺证，预后较好；假若病人心病又爱吃咸，
肺伤又爱吃苦，脾弱又爱吃酸，肝病又爱吃辣，肾衰又爱吃甘，这些均为
逆候，预后不良。

（四）切诊

在四诊中，李中梓尤重脉诊。《诊家正眼》为其脉学专著，《内经知要》
中设有"脉诊"篇，《医宗必读》中设有"新著四言脉诀""脉法心参"篇，
《删补颐生微论》亦有"四要论"篇等。

1. 独具特色的寸口脏腑分属观点

李中梓对于寸口诊法中两手寸、关、尺各部之脏腑分属的论述与众不
同。李中梓首先阐明《内经》的三部候法。《素问·脉要精微论》云："尺
内两旁，则季胁也，尺外以候肾，尺里以候腹中。附上，左外以候肝，内
以候膈。右外以候胃，内以候脾。上附上，右外以候肺，内以候胸中。左
外以候心，内以候膻中。"而李中梓认为，应按照各脏腑在三焦中的位置而

确定寸、关、尺三部所候脏腑。如其在《医宗必读·脉法心参》中说："夫寸主上焦以候胸中，关主中焦以候膈中，尺主下焦以候腹中，此人身之定位，古今之通论也。大小肠皆在下焦腹中，伪诀越中焦而候之寸上，有是理乎？滑伯仁见及此，以左尺主小肠膀胱前阴之病，右尺主大肠后阴之病，可称千古只眼。"认为将心与小肠同属左寸、肺与大肠同属右寸的观点是不对的，大、小肠二者皆位于下焦腹中，故应当分属于左右手尺部。又如膻中，李中梓在《医宗必读·脉法心参》中说："手厥阴一经，从无定论……观其以膻中足十二经之数，然则配手厥阴经者，实膻中也。及《灵枢》叙经脉，又有胞络而无膻中，然而曰：动则喜笑不休，正与喜乐出焉之句相合。夫喜笑者，心火所司，则知膻中与心应，即胞络之别名也。《灵枢·邪客》曰：心者，五脏六腑之大主，其脏坚固，邪弗能容，容之则心伤，心伤则神去，神去则死矣。故诸邪之在心者，皆在心之胞络。由是察之，胞络即为膻中，断无可疑。膻中以配心脏，自有确据。"认为膻中即为胞络，膻中应当配于心脏而列于左寸。

再如三焦，李中梓在《医宗必读·脉法心参》中言："《难经》及叔和、启玄，皆以三焦有名无形，已为误矣。陈无择创言三焦有形如脂膜，更属不经……《脉诀》不知其统主一身，妄列于右尺……此明身中脏腑空处为三焦。"认为三焦乃是统于全身的一个部位，不能将其列于右尺。

关于肾和命门，李中梓在《医宗必读·脉法心参》中指出："心、肝、脾、肺，俱各一候，惟肾一脏而分尺之候者，为肾有两枚，形如豇豆，分列于腰脊之左右也。《刊误》以两尺候肾，深合经旨。《难经》《脉诀》乃以左尺候肾水，右尺候命门相火，误矣。考《明堂》《铜人》等经，命门一穴，在肾脉第十四椎下陷中，两肾之间。肾虽水脏，而相火寓焉，盖一阳居二阴之间，所以成乎坎也。独不思脉之应于指下者，为有经络循经，朝于寸口。详考《内经》并无命门之经络也，既无经络，何以应诊而可列之右尺乎？但当以左尺为水，右肾为火，不可以左为肾右为命门也。"认为肾有两枚，命门乃是位于两肾中间第十四椎下陷中之腧穴，故左右尺皆候肾。

案例

光禄卿吴伯玉夫人，患腹满而痛，喘急异常，大便不通，饮食不进，医者用利气利水之剂，二十日不效。余诊之，脉大而数，右尺为甚，令人按腹，手不可近。余曰：此大肠痈也。脉数为脓已成，用黄芪、皂刺、白芷之类，加葵根一两，煎一碗，顿服之，未申痛甚，至夜半而脓血大下，昏晕不支，即与独参汤稍安，更与十全大补，一月而愈。此似胀而实非者。（《医宗必读·水肿胀满》）

按语：李中梓通过切诊，得知患者"脉大而数，右尺为甚，令人按腹，手不可近"。依据李中梓的脏腑分属观点，大肠应属右手尺部，现右尺为甚，综合病人其他症状，认为乃是大肠有热毒，故判断此病为大肠痈。

2. 人迎气口分法辨析

李中梓认为人迎气口可有两种分法：以左右手分属，在右手一手分之。在左右两手分之，左为人迎，右为气口。在右手一手分之，肺在寸为人迎，脾在关为气口。以左右分属时，李中梓认为将左寸归为人迎、右寸归为气口的观点是值得商榷的。他在《医宗必读·人迎气口之说》中说："关前一分，人命之主，左为人迎，右为气口，人迎以辨外因，气口以辨内因。又曰：人迎紧盛伤于风，气口紧盛伤于食。盖寸部三分，关部三分，尺部三分，三部合计共得九分。每部三分者，前一分，中一分，后一分也。此云关前一分，仍在关上之前一分耳。人多误认关前二字，竟以左寸为人迎，右寸为气口，误矣。"认为所谓"关前一分"所指仍在关上，是关部三分之中的前一分而已，不能认为是指关部之前的寸部。因此，李中梓认为人迎、气口乃是分别位于左右关部的前一分而已。"须知左关前一分，正当肝部，肝为风木之脏，故外伤于风者，内应风脏而为紧盛也。右关前一分，正当脾部，脾为仓廪之官，故内伤于食者，内应食脏而为紧盛也。观其但曰伤于风，勿泥外因，而概以六气所伤者，亦取人迎也。但曰伤于食，勿泥内因，而概以七情所伤者，亦取气口也。"（《医宗必读·人迎气口之说》）总体而言，六气所伤，取人迎即可；七情所伤，取气口即可。而右手一手而分人迎气口的这种方法，是将寸部为人迎，关部为气口。因肺主皮毛，司腠理，故当人体为六气所伤时，肺脉先显异常；而脾部为仓廪之官，又为后天之本，故气口的异常往往可反映脾气的异常。

案例

给谏晏怀泉夫人，先患胸腹痛，次日卒然晕倒，手足厥逆，时有医者以牛黄丸磨就将服矣。余诊之，六脉皆伏，惟气口稍动，此食满胸中，阴阳痞隔，升降不通，故脉伏而气口独见也。取陈皮、砂仁各一两，姜八钱，盐三钱，煎汤以指探吐，得宿食五六碗，六脉尽见矣。左关弦大，胸腹痛甚，知为大怒所伤也。以木香、青皮、橘红、白术、香附煎成与服，两剂痛止。更以四君子加木香、乌药调理，十余日方瘥。此食中兼气中。（《医宗必读·类中风》）

按语：李中梓通过切诊，得知患者脉象为"六脉皆伏，惟气口稍动"，认为气口是左关部，为脾脉所主，故判断此证是由于食积阻滞于胸中，使脾胃功能受损，经探吐治疗后"得宿食五六碗，六脉尽见矣"。后因为大怒所伤，故脉象出现"左关弦大，胸腹痛甚"，后改投疏肝理气之剂，"两剂痛止"。继续用疏肝理气健脾之剂而愈。

3. 重视脉应四时

李中梓非常重视脉应四时，认为人体脉象的变化亦与自然界的变化相一致。自然界有四时，四时各自有自身的气候变化特点，人体的脉象亦可随四时之气的变化而发生改变。因此，人体脉象在一年中有春弦、夏洪、秋涩、冬石的特点。若非其时而有其脉，则为病脉，预后不良。

案例

吴门太史姚现闻，中风昏聩，语言不出，面赤时笑，是心脏中风也。乙亥孟秋，延余诊之，六部皆得石脉。余归，谓唐名必曰：石者，冬令之脉也，新秋见之，非其时矣！其象先见于非时，当其时岂能再见耶？果至冬至而殁。（《医宗必读·真中风》）

按语： 李中梓通过切诊，得知患者脉象为"六部皆得石脉"，而当时为孟秋时节，患者的脉象当为涩脉，而患者所出现的石脉当为冬季之脉，非其时而有其脉，故当为病脉，预后不佳，"果至冬月而殁"。

李中梓在《诊家正眼》中自悟并自制了"六气分合六部时日诊候之图"。以平治之纪为例，"若太过之纪，其气未至而至，从节前十三日为度；不及之纪，其气至而未至，从节后十三日为度。太过之岁，从左尺浮分起立春；不及之岁，从左关中分起立春。依次而推之，必于平旦，阴气未散，阳气未动，饮食未进，衣服未著，言语未吐之时，清心调息，逐部细究，则时令之病，可以前知。诊得六部俱平则已，若有独大、独小、独浮、独沉、独长、独短，与各部不同，依图断之，无不验者。假如左关中候脉独弦大，已知雨水后、惊蛰边有风热之病。盖弦主风，而大主热也；且左关又为风木之令故也。如右尺沉候，脉独缓滞而实大，已知芒种后、夏至边有湿热之病。盖缓滞主湿，而实大主热也。若缓滞而虚大，乃湿热相火为患。盖缓滞为湿，而虚大为相火也；且在沉分，沉亦主湿，又在相火之位故也。久病之人，六脉俱见独滞，惟右寸中候脉来从容和缓，清净无滞，已知霜降后、立冬边必愈。盖中候而从容和缓，为胃气之佳脉；且右寸为肺金之位，土来生金故也。其余各部，俱仿此而细推之，百不失一也"。

"土运为南政。盖土位居中，面南行令故也。金、木、水、火四运，皆以臣事之，北面受令，故为北政。甲、乙二年为土运南政。南政之年，南面行令，故其气在南，所以南为上而北为下，故寸为上而尺为下，司天在上，在泉在下，人气应之，左右皆同。脉有不应者，谓阴之所在，脉乃沉细，不应本脉也。阴者，言六气有三阴三阳，而三阴之位，则少阴居中，太阴居左，厥阴居右。脉之不应，乃以三阴之中而以少阴所居之处言之，又分南、北二政，定其上、下也。如遇少阴司天，则两寸不应；厥阴司天，则右寸不应；太阴司天，则左寸不应。如少阴在泉，则两尺不应；厥阴在泉则右尺不应；太阴在泉，则左尺不应"。

"乙、丙、丁、戊、庚、辛、壬、癸八年，皆为北政。北政之年，北面受令，其气在北，所以北为上而南为下。在泉应上，司天应下，人气亦应之，故尺应下而寸应上。如遇少阴司天，则两尺不应；厥阴司天，则右尺不应；太阴司天，则左尺不应；如少阴在泉，则两寸不应；厥阴在泉，则右寸不应；太阴在泉，则左寸不应。如尺当不应而反浮大，寸当浮大而反沉细，寸当不应而反浮大，尺当浮大而反沉细，是为尺寸反。经曰尺寸反者死。如右当不应而反浮大，左当浮大而反沉细，左当不应而反浮大，右当浮大而反沉细，是谓左右交。经曰左右交者死"。

案例

南都许轮所孙女，十八岁，患痰嗽，夏月诊之，太阴搏指，少阴如烂绵，其为水衰而火乘金，了然可见。余曰：金以火为仇，今不浮涩而反洪大，贼脉见矣。肾水又不能救，秋金之令可忧。至八月初五日诊之，忽见肺之洪者变而为细，肾之软者变而为大。余曰：岁在戊午，少阴司天，法当两尺不应。今尺当不应而反大，寸当浮大而反细，经曰：尺寸反者死。况肺部如丝，悬悬欲绝。经曰：肺脉悬绝，十二日死。计其期，当死于十六日，然而安谷者过期，不安谷者不及期。以饮食不减，故当逾期。况十六、十七，二日皆金，助其旺气，安得遽绝？十八日交寒露节，又属火日。经曰：手太阴气绝，丙日笃，丁日死，言火日也。寅时乃气血注肺之时，不能注则绝，必死于十八日寅时矣。轮所听之，潸然泪下。自谓能食，

犹不肯信，果至十八日未晓而终。(《删补颐生微论·医案论第二十三》)

　　按语：根据时令"夏月诊之"，以及脉象表现"太阳搏指，少阴如烂绵"，夏月属火，肺属金，肾属水，按五行生克规律推理认为"其为水衰而火乘金，了然可见"，认为乃肾虚而不能制火，导致火盛乘金（肺），并根据"金以火为仇，今不浮涩而反洪大，贼脉见矣。肾水又不能救"，而推测患者的病情预后"秋金之令可忧"。并根据病情脉象随时间的变化"至八月初五日诊之（此时为秋天，金之所主），忽见肺之洪者变而为细，肾之软者变而为大"，再参考五运六气所主"岁在戊午，少阴司天，法当两尺不应"而判断病情的预后，"计其期，当死于十六日"，更根据患者体质表现及历法天干地支五行归属各经经气旺衰而推断"安谷者过期，不安谷者不及期……必死于十八日寅时"。

　　李中梓在四言脉诀的基础上，又提出了"新著四言脉诀"，他在《医宗必读·新著四言脉诀》中对此评价道："仍旧者十之二三，新改者十之七八。复加注释，字字精确，文极简便，义极详明。使读者既无繁多之苦，亦无遗漏之憾也。"

四、病证诊治

　　李中梓论病证诊治的内容，主要见于《医宗必读》和《病机沙篆》两部著作。《医宗必读》载病三十五种，《病机沙篆》载病四十种。每种病证摘录历代名家之论，结合临床，参以己见，予以阐释发挥。其对每种病证的含义、病因、病机、病状、分类、鉴别、治则、治法、急救、预防等均有详论。

（一）中风

　　中风，又名卒中，是以猝然昏倒，不省人事，伴发口角歪斜、语言不利而出现半身不遂为主要症状的疾病。中风在临证中发病率高、死亡率高、致残率高、复发率高以及并发症多。李中梓对中风亦有独到认识。

1. 真中风

（1）病因

李中梓认为中风的病因为风邪所中，但是其受病重，不像伤风那么轻。风是四时八方之气，常以冬至之日，自坎而起，候其八方之风，若从其乡来者，主长养万物；若不从其乡来者，名为虚邪贼风，主害万物。如若体虚者中之，当时未必即发，重感风邪，病遂发焉。脏腑有俞穴，俞穴皆在背部，而邪气侵入途径为中风多从俞穴侵入。

（2）分类

李中梓将中风分为中腑、中脏、中血脉3类。

中腑者，其病在表，发病部位多在四肢，症状为肢节废，脉浮恶风，拘急不仁，外有六经之形证，如太阳经证，头痛、身热、脊强；阳明经证，目痛、鼻干、不得卧；少阳经证，耳聋、胁痛、寒热、呕、口苦；太阴经证，腹满自利、咽干；少阴经证，舌干、口燥；厥阴经证，烦满、囊缩。中腑者，治疗以小续命汤及疏风汤汗之。

中脏者，其病在里，发病部位多滞九窍，故多出现不同的症状表现，责之不同脏，如唇缓，二便闭，责之于脾；不能言，责之于心；耳聋，责之于肾；鼻塞，责之于肺；目瞀，责之于肝。治疗以三花汤及麻仁丸下之。

中血脉者，病在半表半里，症状为口眼㖞斜，半身作痛。中血脉者治疗时不可过汗，恐虚其卫，不可大下，恐伤其营，治疗宜养血、顺气，以大秦艽汤、羌活愈风汤和之。

（3）常见症状及治疗

一见角弓反张，有柔痉、刚痉之分，有汗不恶寒曰柔痉，无汗恶寒曰刚痉。风气乘虚入于诸阳之经，则出现腹背反折、挛急如角弓的症状，治疗宜小续命汤。

一见口噤，手三阳之筋，结入于颔颊。足阳明之筋，上夹于口，风寒乘虚入其筋则挛，故出现牙关急而口噤，治疗宜秦艽升麻汤。可用甘草二段，每段长一寸，炭火上涂麻油炙干，抉开牙关令咬定，约人行十里许，又换甘草一段，然后灌药，极效。或以苏合香丸擦牙，或南星冰片擦之。

一见不语，根据不语病因不同，治疗迥异。若因痰迷心窍，当清心火；若因湿痰，当清脾热；若因风热，当清肝火；若因风痰，当导痰涎；若因虚火上炎，当壮水之主；若因虚寒厥逆，当益火之源。可随证选用神仙解语丹、涤痰汤、加味转舌膏、八味丸。另外，还可置龟于新荷叶上，以猪鬃鼻内戳之尿立出。取龟尿少许，点舌神效。

一见手足不随，有虚实之分，实者因脾土太过，当泻其湿；虚者因脾土不足，当补其气。血枯筋急者，治疗宜四物汤；木旺风淫者，治疗宜四物汤加钩藤、秦艽、防风；痰多者，治疗宜六君子加秦艽、天麻、竹沥、姜汁。

一见自汗，根据病人的伴见症状选用不同方剂，如风多者，治疗宜桂枝汤；如表虚者，治疗宜玉屏风散；如阳气虚者，治疗宜芪附汤；如兼盗汗者，治疗宜补中益气送六味地黄丸，或当归六黄汤。

一见半身不遂，偏枯一证，究其病机皆由气血不周。经曰：风气通于肝。风搏则热盛，热盛则水干，水干则气不荣，精乃亡，此风病之所由作也。所以，治疗时宜治风先治血，血行风自灭。古方有顺风匀气散、虎骨散、虎胫骨酒。外用蚕沙二石，分作三袋，蒸热，着患处，冷再易，以瘥为度。内用羊肚入粳米、葱白、姜、椒、豉煮熟，日食一具，十日止，大效。

一见口眼㖞斜，多属胃土，并且有筋脉之分。经云：足之阳明，手之太阳，筋急则口目为僻，眦急则不能卒视。此胃土之筋病也。又云：足阳明之脉夹口环唇。此胃土之脉为病也。口、目常动，所以风宜生；耳、鼻常静，所以风宜息。治疗时先烧皂角熏之，以逐外邪；次烧乳香熏之，以顺血脉。酒煎桂枝，取汁一碗，软布浸收，左喝拓右，右喝拓左，服清阳汤、秦艽升麻汤，或二方合用，外感加葱白。

一见痰涎壅盛，宜用吐法。稀涎散，或橘红一片，逆流水七碗，煎至二碗，顿服，白汤导之，吐痰之圣药也。二陈汤、星香散加竹沥、姜汁，虚者六君子同星香散，脉沉伏无热者，三生饮加全蝎一个。养正丹可以堕下痰涎，镇安元气。肥人多中气盛于外而歉于内，人肥必气结而肺盛，肺金克肝木，故痰盛，治法以理气为急。

一见中风昏倒，治疗时先须顺气，然后治风，用竹沥、姜汁调苏合香丸。如口噤，则抉开口灌之，如抉不开，急用牙皂、生半夏、细辛为细末，吹入鼻内，有嚏可治，无嚏则死。另外，中风昏倒时，一定要区分闭证与脱证，如牙关紧闭，两手握固，即是闭证，用苏合香丸，或三生饮之类开之；若口开心绝，手撒脾绝，眼合肝绝，遗尿肾绝，声如鼾肺绝，即是脱证，甚至有吐沫直视，内脱筋骨痛，发直，摇头上窜，面赤如妆，汗出如珠，皆脱绝之证，脱证宜大剂理中汤灌之，及灸脐下，虽曰不治，亦可救十中之一。脱证万不可误服苏合香丸、牛黄、至宝之类。中脏之证是闭而非脱者，宜苏合香丸、牛黄丸、至宝丹、活命丹之类。若中腑与中血脉之证，断不宜用。

（4）脉象

中风之脉，每见沉伏，亦有脉随气奔，指下洪盛者。浮迟者吉，坚大急疾者凶。浮大为风，浮迟为寒。浮数无热亦为风，大为火，滑为痰。

（5）中风的征兆

李中梓认为，凡人大指、次指麻木不仁或不用，三年之内必患中风，宜服愈风汤、天麻丸预防之。因此，李中梓亦提出了中风的预防方法，宜慎起居、节饮食、调性情、远帷幕，更以十全大补汤加羌活长期服之，经岁不辍。

（6）常用方剂

三生饮、小续命汤、疏风汤、三化汤、麻仁丸、大秦艽汤、羌活愈风汤、天麻丸、犀角散、牛黄散、防风散、五味子汤、独活汤、附子理中汤、苏合香丸、至宝丹、牛黄清心丸、养正丹、稀涎散、星香散、清阳汤、秦艽升麻汤、顺风匀气散、涤痰汤、加味转舌膏、十味锉散等。

（7）针灸治法

左右瘫痪、痹厥偏枯、半身不遂、筋挛痰涎，针用肩髃、合谷、曲池、环跳、风市、足三里、绝骨、昆仑、阳陵泉。

中风痰涎塞盛，声如牵据，服药不下者，宜灸关元、丹田二穴，多灸之为妙。

忽然中风，不知人事，宜以十宣穴出血即醒。乃十指头端并穴。

案例

延平太守唐东瀛，多郁多思，又为府事劳神，昏冒痰壅，口㖞语涩，四肢不随，时欲悲泣，脉大而软，此脾、肺气虚，风在经络。余以补中益气去黄芪，加秦艽、防风、天麻、半夏，十剂证减二三，更加竹沥、姜汁，倍用人参，兼与八味丸，两月乃愈。（《医宗必读·真中风》）

燕邸张可真，自远方归，忽中风昏冒，牙关紧闭。先以牙皂末取嚏，次以箸抉开，灌苏合丸二丸，后以防风散投之，连进三服，出汗如洗。此邪自外解，去麻黄、独活、羚羊角，加秦艽、半夏、胆星、钩藤、姜汁，十剂痰清神爽，服六君子加竹沥、姜汁、钩藤，六十日痊。（《医宗必读·真中风》）

按语：两则病案均为真中风，前例风中经络，脾肺气虚，李中梓遂使用补中益气加减治疗，又针对中风往往肝肾虚兼用八味丸，标本兼顾。后例痰蒙心神，病人突发昏厥，牙关紧闭，急用苏合丸通窍除痰，后用防风散加味祛风除痰。

2. 类中风

李中梓认为，类中风类似中风而实非中风，或以风为他证，或以他证为风。并将类中风分为火中、虚中、湿中、寒中、暑中、气中、食中、恶中8种，其临床表现各不相同，治疗亦各具特点，不可混淆。

（1）火中

症见心神昏冒，筋骨不用，卒倒无知。病因病机为心火暴甚，热气怫郁，因喜、怒、悲、愁、恐五志过极，五志化火所致。心火盛者，宜凉膈散；肝火动者，宜小柴胡汤；水虚火炎者，宜六味地黄丸；痰多者，宜贝母瓜蒌散。

（2）虚中

对虚中的病机，李中梓引用李东垣的观点，认为卒倒昏愦，皆属气虚。其中过于劳役，耗损真元，脾胃虚衰，痰生气壅，宜六君子汤；虚而下陷者，宜补中益气汤；因于房劳者，宜六味地黄丸。

（3）湿中

湿中可分为内中湿和外中湿。内中湿者，其病因病机为脾土本虚，不能制湿，或食生冷水湿之物，或厚味醇酒，停于三焦，注于肌肉，则湿从内中，治疗宜渗湿汤。外中湿者，其病因病机为山岚瘴气，或天雨湿蒸，或远行涉水，或久卧湿地，则湿从外中。若症见头重体痛，四肢倦怠，腿膝肿痛，身重浮肿，大便泄泻，小便黄赤，治宜除湿羌活汤；虚者，治宜独活寄生汤。

（4）寒中

寒中症见身体强直，口噤不语，四肢战掉，卒然眩晕，身无汗。治宜姜附汤，或附子麻黄汤。

（5）暑中

暑中症见面垢闷倒，昏不知人，冷汗自出，手足微冷，或吐，或泻，或喘，或满，或渴，治疗时先以苏合香丸抉开灌之，或以来复丹研末，白汤灌下，或研蒜水灌之，或剥蒜肉入鼻中，皆取其通窍也。不蛀皂角，刮去黑皮，烧过存性，每皂角灰一两，甘草末六钱，和匀，每服一钱，新汲水调下，待其稍苏，辨证与药。暑中亦分为中暑和中热。静而得之谓之中暑。中暑者，属于阴证。病因为纳凉于广厦，或过食于生冷，症见头痛恶寒，肢节疼痛，大热无汗，此阴寒所遏，阳气不得发越，治疗时当使用发散之法。临证用药轻者宜香薷饮，重者宜大顺散。动而得之谓之中热，中热者，属于阳证。热伤元气，非形体受病。病因为行役于长途，或务农于赤日，症见头痛燥热，肌肤大热，大渴，多汗少气，治宜苍术白虎汤。热死人切不可马上饮用冷水，以及卧冷地，而宜置日中，或令近火，以热汤灌之即活。

（6）气中

气中病因为七情内伤，气逆为病，症见痰潮昏塞，牙关紧急，与中风非常相似。但往往风中身温，气中身冷；风中脉浮应人迎，气中脉沉应气口。以气药治风犹可，以风药治气则不可。治疗时急以苏合香丸灌之，待病人醒后，再以八味顺气散加香附，或木香调气散治疗，有痰者宜星香散；若其人本虚，痰气上逆，关格不通，宜养正丹。

（7）食中

食中病因病机为醉饱过度，或感风寒，或着气恼，以致填塞胸中，胃气不行，症见忽然厥逆昏迷，口不能言，肢不能举，若误认为是中风、中气而治之，必死。治宜煎姜盐汤探吐。风寒者，宜藿香正气散；气滞者，宜八味顺气散。假若吐后别无他证，可以苍术、白术、陈皮、厚朴、甘草之类的药物调服。

（8）恶中

恶中多因登冢入庙，吊死问丧，飞尸鬼击，卒厥客忤所致。症见手足逆冷，肌肤粟起，头面青黑，精神不守，或错言妄语，牙闭口噤，昏晕不知人，治宜苏合香丸灌之，待病人醒后，服调气平胃散。

案例

太史杨方壶夫人，忽然晕倒，医以中风之药治之，不效。迎余诊之，左关弦急，右关滑大而软。本因元气不足，又因怒后食停，先以理气消食之药进之，得解黑屎数枚，急以六君子加姜汁，服四剂而后晕止。更以人参五钱，芪、术、半夏各三钱，茯苓、归身各二钱加减，调理两月而愈。此名虚中，亦兼食中。（《医宗必读·类中风》）

给谏晏怀泉夫人，先患胸腹痛，次日卒然晕倒，手足厥逆，时有医者以牛黄丸磨就将服矣。余诊之，六脉皆伏，惟气口稍动，此食满胸中，阴阳痞隔，升降不通，故脉伏而气口独见也。取陈皮、砂仁各一两，姜八钱，盐三钱，煎汤以指探吐，得宿食五六碗，六脉尽见矣。左关弦大，胸腹痛甚，知为大怒所伤也。以木香、青皮、橘红、白术、香附煎成与服，两剂痛止。更以四君子加木香、乌药调理，十余日方瘥。此食中兼气中。（《医宗必读·类中风》）

按语：此两则医案均有忽然晕倒，但究其病因及临证表现，一为虚中，亦兼食中，一为食中兼气中，实属类中风，须与真中风区别。

（二）虚劳

虚劳是以脏腑元气虚损、精血不足为主要病理过程的一种慢性虚衰性病证。《素问·通评虚实论》曰："精气夺则虚"，并指出"虚则补之"的治疗原则。《难经·十四难》进一步指出："损其肺者益其气，损其心者调其营卫，损其脾者调其饮食，适其寒温，损其肝者缓其中，损其肾者益其精。"张仲景认为虚劳的病机是"五劳虚极"，治分阳虚、阴阳两虚、干血致虚论治。《中藏经》指出肺痨为"传尸"，有传染性；《千金要方》认为"劳热生虫在肺"，对肺痨有了新的认识。宋代许叔微、严用和治疗虚劳，强调从脾、肾着手，指出虚劳与痨瘵应予区别。金元以后，李东垣治以甘温补中，朱丹溪治以滋阴降火，张景岳治以补肾阴、肾阳，而李中梓在前人的基础上，亦提出了自己的见解。

1. 病因病机

《内经》对虚劳之证，认为关键在于气血，直至巢氏在《诸病源候论》中将虚劳分五脏之劳，七情之伤，甚而分气、血、筋、骨、肌、精之六极，又分脑、髓、玉房、胞络、骨、血、筋、脉、肝、心、脾、肺、肾、膀胱、胆、胃、三焦、大肠、小肠、肉、肤、皮、气之二十三蒸，在《本事方》又提出传尸鬼疰。李中梓在《医宗必读·虚痨》中指出："夫人之虚，不属于气，即属于血，五脏六腑，莫能外焉。而独举脾、肾者，水为万物之元，土为万物之母，二脏安和，一身皆治，百疾不生。"在《病机沙篆·虚劳》中说："然血之源头在乎肾，盖水为天一之元，人资之以为始者也，故曰先天；气之源头在乎脾，盖土为万物之母，而人资之以为生者也，故曰后天。二脏安和，则百脉受调；二脏虚伤，则千疴竞起。"李中梓认为，虚劳一证，非气即血，与五脏六腑均关系密切，其中以脾肾最为关键。人之生，其中阴血为营，阳气为卫，营卫协调，运行畅通无壅滞，则百病不生。如果力用不休，则龙雷二火逆僭至高，故劳字从火。其中曲运神机则心劳，症多见虚汗怔忡；纵情房室则肾劳，症多见骨蒸遗泄；恣睢善怒则肝劳，症多见痛痹拘挛；形冷悲哀则肺劳，症多见上气喘嗽；动作伤形，思虑伤意则脾劳，症多见少食多痰、形羸神倦。故劳者必至于虚，虚者必因于劳。

2. 治疗原则

虚劳治疗重在脾肾。李中梓认为人有先后二天，补肾补脾法当并行，故治疗虚劳时应脾肾并重。脾肾二者关系密切，相辅相成。李中梓在《医宗必读·虚痨》中解释说："脾具土德，脾安则土为金母，金实水源，且土不凌水，水安其位，故脾安则肾愈安也。肾兼水火，肾安则水不夹肝上犯而凌土湿，火能益土运行而化精微，故肾安则脾愈安也。"医家在虚劳临证时，常会碰到一些矛盾的情况，如虚劳伤及肺脾两脏时，在治疗时经常可遇到脾喜温燥，肺喜清润，保肺则碍脾，补脾则碍肺；伤及脾肾两脏时，可遇到甘寒补肾，恐妨脾气；辛温扶脾，恐妨肾水。针对这些临床治疗的矛盾，在用药方面李中梓亦凭借其丰富的临床经验提出了自己的观点。他认为，虚劳伤及肺脾两脏时应补脾保肺，假若症见燥热而盛，能食而不泻者，此时急当润肺，但补脾之药亦不可缺；假若症见虚羸而甚，食少泻多，虽有咳嗽不宁，但应以补脾为急。脾喜燥而肺喜润，临证用药时往往容易互碍，但无论哪种情况，一定要补脾，因脾有生肺之能，而肺无扶脾之力。伤及脾肾两脏时要补脾理肾，两者并衡而较重脾者，因脾土可上交于心，下交于肾。但假若肾大虚，病势危重，则更应重肾。在健脾药之中，可加五味、肉桂，在滋肾药之中，可加砂仁、沉香。

3. 常见症状及治疗

一见吐血，若因上盛下虚，血随气上，而致吐血，治疗法当顺气，气降则血可归经，宜苏子降气汤。若症见脉来微软，精神困倦，是气虚不能摄血，宜人参饮子，或独参汤。若症见脉洪有力，精神不倦，胸中满痛，或吐血块，宜用生地黄、赤芍药、当归、丹皮、丹参、桃仁、大黄之属，从大便导之。血以上出为逆，下出为顺，若非大虚泄泻者，皆当行之，以转逆为顺，此为釜底抽薪之法。但吐血已多，困倦虚乏者，则不可行也。若吐多而急欲止之，可用生地黄、当归、丹皮、赤芍药煎汤，入藕汁、童便各一钟，血余炭二钱，墨灰五分调之，热服。怒气伤肝者，可用丹皮、芍药、木香之属；劳心者，可用莲子、糯米、柏仁、远志、枣仁、茯神之属；酒伤者，可用干葛、茅花、侧柏、荆芥穗之属；饮食伤胃者，可用白

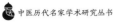

术、陈皮、甘草、谷芽、砂仁之属。吐血色暗脉迟而寒者，可用理中汤。劳力者，可用苏子降气汤加阿胶，或以猪肺煮熟，蘸白及末食之。

一见咳嗽血，若涎唾中有少血散漫者，此肾虚火上炎之血，治宜六味地黄汤加童便、阿胶。若血如红缕，在痰中嗽出者，此肺血，治宜二冬、二母、白及、阿胶、甘草、苡仁、紫菀、百合、桔梗。若肺伤者，其人劳倦，治宜人参救肺散。若肺痿吐脓血，薏苡仁煮粥，日服半升。假若血证时间拖久，前人多以胃药收功，如四君子汤。

一见咯血，若不嗽而血从络出，此肾血，治宜地黄、牛膝、牡丹皮、茯苓、当归、青黛、玄参、童便。咯血，血又分五脏，悲忧所致咳嗽吐血者，出于肺，治宜二冬、二母、甘、桔；思虑所致痰涎带血者，出于脾，治宜石斛、生地黄、丹皮、甘草、陈皮、茯苓、黄芪、葛根；因惊所致吐血者，出于心，治宜丹参、生地、麦冬、当归、山药、茯神；因怒所致吐血者，出于肝，治宜柴胡、芍药、山栀、生地、丹皮、当归、沉香、枣仁；因房劳而咯血者，出于肾，治宜生地、丹皮、黄柏、知母、阿胶、远志、茯苓；因中气失调，邪热在中而呕血者，出于胃，治宜犀角、地黄、丹皮、甘草、元明粉。血证时间拖久，前人多以胃药收功，可加乌药、沉香、大枣，此可谓虚家神剂。气有余，便是火，血随气上，补水则火自降，顺气则血不升，可用生地、牛膝、丹皮，此皆补水之药；可用橘红、苏子、沉香，此皆顺气之药。童便，可使浊阴归下窍，兼有行血之能；藕汁，可达血使无滞，更有止涩之力。若脉来沉实，腹痛中满，必有瘀血蓄积，治宜红花、桃仁、赤芍、玄胡、当归、蓬术、降香之属。止血亦须分情况加以治疗，如热者凉之，以山栀灰、黄连灰、血灰止血；瘀者行之，以大黄灰、灵脂灰、漆灰、血灰止血；寒者温之，以干姜灰、血灰止血；滑者涩之，以棕榈灰、荷叶灰止血；虚者补之，以地黄灰、当归灰、发灰之类止血。药性不同，三七、郁金行血中之气；花蕊石能化瘀为水，侧柏叶凉血中之热；大、小蓟行血中之滞；茅根导之下行；百草霜取其黑色，以制其红而止血。

一见咳嗽，若有声无痰曰咳，因肺受火烁，治宜新定清宁膏；有痰无声曰嗽，因脾受湿浸，治宜二陈汤。若脾虚倦怠者，治宜六君子汤。

一见传尸痨瘵，李中梓认为热毒积久则生恶虫，食人脏腑，其症状表现为蒸热咳嗽，胸闷背痛，两目不明，四肢无力，腰膝酸疼，卧而不寐，或面色脱白，或两颊时红，常怀忿怒，梦与鬼交，同气连枝，多遭传染，甚而灭门，火可畏也。提出此病具有传染性。瘵虫为患，最易传染。他亦提出了预防措施，如果人能谨戒七情，严避六气，常远房室，节饮酒食，往往不为虫所传染。若纵欲恣情，精血内耗，往往使邪祟外入。凡自觉元气稍虚或饥馁时，则不要靠近痨疾之家及衣服器皿，靠近则可能被染触。李中梓亦提出此病的治疗方法，要补虚以补其元，杀虫以绝其根，如果能杀其虫，虽然病人不一定病愈，但可杜绝其进一步传染。治瘵之法，固本为先，驱虫为次，可使用安息、阿魏、苏合、沉香、冰、麝、犀角、朱砂、雄黄，这些药物皆有祛邪伐恶之能，更以天灵盖助之。凡近视此病之人，不宜饥饿，虚者须服补药，宜佩安息香及麝香，可使虫鬼不敢侵。

一见阴虚发热，针对阴虚之热的虚劳，李中梓自制一方，以甘凉之品，行降收之令，为初病者所设。以苡米、茯苓扶胃，且切降下之功；以桔梗、陈皮行气，且有健脾之力；麦冬、五味保肺而有滋化之源；骨皮、丹皮除蒸而无寒凉之害。若痰喘加桑皮、川贝；若止血加童便、藕汁；若泄泻加山药、莲肉；若燥结加人乳、梨汁。若久病所致百脉空虚，虚火亢炎，非甘温之品，不能复其真元，宜异功散；非濡润之物，不能滋其枯朽，宜地黄丸。

4. 死证

虚劳不服参芪，为不受补者死。虚嗽声哑者死。一边不能睡者死。虚证久泻者死。大肉去者死。吐血浅红色似肉似肺，谓之咳白血，必死。

5. 脉象及预后

寸口脉浮而迟，浮则为虚，迟则为虚。左手脉细，右手浮大劲急，为正虚邪盛，必死。久病沉细而数者死。中空外急，此名革脉，妇人半产漏下，男子亡血失精。脉结者，三年内必死。脉沉者，三月内必死。

6. 常用方剂

新定拯阴理痨汤、新定拯阳理痨汤、新定清宁膏、肺痈神汤、十全大补汤、小建中汤、八味地黄丸、还少丹、白术散、小甘露饮、温肺汤、凉肺汤、温肾丸、凉肾丸、人参养荣汤、逍遥散、清骨散、三才封髓丹、猪肚丸、调中益气汤、苏子降气汤、人参饮子、大阿胶丸、白凤膏、芎归血余散、鳖甲生犀散等。

7. 针灸治法

驱虫灸法：用鬼眼穴。令病人举手向上，略转后些，则腰间有两陷可见，即鬼眼穴，以笔点记，于六月癸亥日亥时灸此穴七壮，不要令人及病人先知疗效好。另外，肺俞二穴，同膏肓二穴，亦能祛虫。

虚劳吐血及咳逆上气，可灸上脘、肺俞，如年壮。

鼻血不止，急于项后发际两筋间宛宛中，灸三壮，立止。因血由此而上，入脑注鼻，灸之则可截其路。即哑门穴。

咳嗽针肺俞、列缺、天渊；痰多属湿者取丰隆穴；气逆作喘取三里降气，灸丹田七壮。

心肺二经呕吐者，灸用三阴交、心俞、膈俞、少商、神门。

冷嗽补合谷、泻三阴交。寒嗽不愈灸取膏肓、肺俞、天突、三里。

肺痈吐血脓，灸取膻中、肺俞、支沟、大陵。

咳嗽红痰，列缺、百劳、肺俞、中脘、足三里，针、灸皆可。

案例

少宗伯顾邻初，丙辰年患发热困倦，目昏耳鸣，脚软不能行，大便燥结，手足麻痹，腰胯疼痛。余诊之曰，肾虚不能上交，心虚不能下济，且尺脉迟软，力勉其用八味丸、十全大补汤加圆眼三十枚，五十余日，精神渐旺，肌肉渐充，致书鸣感。一日多饮虎骨酒，大便仍结，医者皆云八味丸非久服之药，十全大补宜去肉桂，反用知母、玄参佐之，服之数月，遂致不起。(《医宗必读·虚痨》)

吴门张饮光，发热干咳，呼吸喘急。始用苏子降气，不应，乃服八味丸，喘益急，轻舟兼夜迎余。余视其两颊俱赤，六脉数大，此肺肝蕴热也。以逍遥散用牡丹皮一两，苡仁五钱，兰叶三钱，连进二剂，喘吸顿止。以地黄丸料用麦冬、五味煎膏及龟胶为丸，至十斤而康。(《医宗必读·虚痨》)

刑部主政唐名必，劳心太过，因食海鲜吐血，有痰，喉间如鲠，日晡烦热，喜其六脉不数，惟左寸涩而细，右关大而软，思虑伤心脾也。以归脾汤大料加丹参、丹皮、麦门冬、生地黄，二十余剂而证减六七，兼服六味丸三月，遂不复发。(《医宗必读·虚痨》)

大宗伯董玄宰，乙卯春有少妾吐血蒸嗽，先用清火，继用补中，俱不见效，迎余治之。余曰：两尺沉实，少腹按之必痛，询之果然。此怒后蓄血，经年弗效，乃为蒸热，热甚而吐血，阴伤之甚也。乃与四物汤加郁金、桃仁、穿山甲、大黄少许，下黑血升余，少腹痛仍在，更以前药加大黄三钱，煎服，又下黑血块如桃胶、蚬肉者三四升，腹痛乃止。虚倦异常，与独参汤与之，三日而热减六七，服十全大补汤百余日，而康复如常。(《医宗必读·虚痨》)

按语： 此四则医案均为虚劳，一则心肾虚而不交，用八味丸、十全大补汤加减温补肝脾肾；二则肺肝蕴热，先用逍遥散加减疏肝解郁清热，健脾养血，后用六味丸加减长期服用滋补肝肾；三则心脾受伤，遂以归脾汤加减，后兼服六味丸补肾健脾；四则怒后蓄血，郁久发热吐血，先与四物

汤加减活血化瘀，去除蓄血，最后以十全大补汤温补肝肾。此四则医案，
虽均为虚劳，但其病因病机各不相同，李中梓最后多用补脾肾的方剂进行
治疗，反映了李中梓重视脾肾的临证思想。

（三）水肿胀满

水肿、胀满各不相同。脐腹四肢悉肿者，为水；但腹满四肢不甚肿，
为胀满也。先头足肿后腹大者，水也；先腹胀大后四肢肿者，胀满也。

1. 病因病机

李中梓认为水肿胀满不外乎肺脾肾三脏，脾土主运行，肺金主气化，
肾水主五液。五气所化之藏，悉属于肾；五液所行之气，悉属于肺；转输
二脏，以制水生金者，悉属于脾。

2. 分类及治疗

水肿胀满需分阴阳虚实。阳水的症状为遍身肿，烦渴，小便赤涩，大
便多闭，治疗时轻则用四磨、五苓，重则用疏凿饮子。阴水的症状为遍身
肿，不烦渴，大便自调或溏泄，小便虽少而不赤涩，治疗用实脾饮。若小
便如常，有时赤有时不赤，晚则微赤，即无赤涩者，亦属阴，不可马上用
补剂，治疗时应先用木香、香附、乌药、茯苓、猪苓；再用复元丹、附子、
木香、茴香、川椒、厚朴、独活、槟榔、白术、陈皮、茱萸、桂心、泽泻、
肉果。如果一身仅面及足俱肿，早则面甚，晚则足甚，面肿为风，足肿为
水，须察其大小便通闭情况，进而辨别阴阳而进行相应治疗。阳证必热，
热者多实；阴证必寒，寒者多虚。先胀于内而后肿于外者为实，先肿于外
而后胀于里者为虚。小便赤黄，大便秘结为实；小便清白，大便溏泄为虚。
滑数有力为实；弦浮微细为虚。色红气粗为实；色悴声短为虚。大凡实证，
或因六淫外客，或因饮食内伤，阳邪急速，其至必暴，往往成于数日之间。
若是虚证，或因情志多劳，或因酒色过度，日积月累，其来有渐，往往成
于经月之后。实证在治疗时，应直清阳明，反掌收功，而虚证应温补脾肾，

渐次康复。如果有不大实亦不大虚者，先以清利见功，继以补中调摄。如果有表实而本虚者，泻之不可，补之无功，则极为危险。

3. 九种水病证治及饮食禁忌

清水，先从两胁肿起，根在肝，宜用大戟；赤水，先从舌根起，根在心，宜用葶苈；黄水，从腰腹起，根在脾，宜用甘遂；白水，从足肿起，根在肺，宜用桑皮；黑水，从外肾起，根在肾，宜用连翘；绿水，从面颊起，根在外肾，宜用芫花；风水，从四肢起，根在膀胱，宜用藁本；高水，从少腹肿起，根在小肠，宜用巴霜；气水，或盛或衰，根在三焦，宜用赤豆。上九种药等分，主某经者用量加倍，为末蜜丸。赤茯苓汤送钱许下，日三服，忌盐酱一月，又忌鱼肉虾蟹羊鸡鹅面及一应毒物、生冷、房室、忧劳、醉饱。

4. 常用治疗法则

李中梓根据《内经》治疗水肿时所提出的治疗法则"开鬼门""洁净府""去菀陈莝""宣布五阳"等，根据自己的临床经验，提出了常用的药物。

（1）开鬼门

麻黄、羌活、防风、柴胡、牛蒡、忍冬、葱白、柳枝、苍术、荆芥、苏叶梗，并可煎汤浴洗。

（2）洁净府

木通、泽泻、香茹、甘草、灯心、冬葵子、蜀葵子、海金沙、葶苈、防己、海藻、昆布、茯苓、赤豆、猪苓、青蛙、海蛤、绿头鸭、白螺、鲤鱼、白鱼、鲈鱼、鲫鱼，以上俱用秋石代咸煮食，或加田螺二个滚酒内煮食。

（3）去菀陈莝

商陆同赤粳米煮饭，日常食之，甚效。又用甘遂、芫花、续随子、牵牛，同大麦面作面吃。老丝瓜、巴豆拌炒，又同冬术妙，去豆、术，为末丸服。大戟煎汤服。巴豆同杏仁炒，去豆食。郁李仁酒食四十九粒，或为末和丸作饼吃。

（4）宣布五阳

附子、肉桂、干姜、吴萸、黄白雄鸡，并同赤豆煮食，其外成肉亦可食。

（5）行水法

赤豆同大蒜煮粥，以豆豉一起食用。冬瓜日日可吃，用鲤鱼重斤许以上者，和冬瓜、葱白作食物。青头鸭、白鸭都可做羹汤，同赤豆粥空腹时食。

（6）水胀方

羯鸡矢八合，炒微黑，好酒三碗，煎取汁，五更热服，于辰巳二时，行二三次，二日有皱纹起于足，再服妙。

（7）外治方

大戟、芫花、甘遂、海藻等分为末，醋调和面少许，摊于绵帛上，贴肿处，口咬甘草，不过两三时，水即下。

（8）铺脐方

好轻粉二钱，巴豆四两，生硫黄一钱，研匀成饼，先以新绵铺脐上，次铺药饼，外以帛紧束之。如人行十里许，即下水，待行三五度，即去药，以温粥补之，一饼可治十人。

（9）灸法

中脘二七壮，在脐上四寸，上下一寸，居歧骨与脐之分中。又灸水分穴如年壮。在脐上一寸，禁刺，刺之则水尽即死。又法神阙以盐填满脐中，着艾灸，如年壮或二七壮。

5. 常用方剂

禹余粮丸、五皮饮、胃苓汤、香苏散、实脾饮、复元丹、金匮肾气丸、导水茯苓汤、沉香琥珀丸、疏凿饮子、舟车神佑丸、大圣浚川散、鸡矢醴法、中满分消丸、中满分消汤、神芎导水丸等。

案例

太学何宗鲁，夏月好饮水。一日太宗师发放，自早起候至未申，为炎威所逼，饮水计十余碗，归寓便胀闷不能食，越旬日，腹如抱瓮，气高而喘。求治于余，余曰：皮薄而光，水停不化也。且六脉坚实，其病暴成，法当利之。遂以舟车丸每服三钱，香薷汤送，再剂而二便涌决如泉，复进一钱五分，腹减如故，用六君子十帖即愈。（《医宗必读·水肿胀满》）

武林文学钱赏之，酒色无度，秋初腹胀，冬杪遍体肿急，脐突背平，在法不治，迎余治之。举家叩首求救哀迫，余曰：我非有起死金丹，但当尽力而图之耳。即用金匮肾气丸料大剂煎服，兼进理中汤，服五日无效，余欲辞归矣。其家曰：自知必死，但活一日则求一日之药，即使不起，安敢归咎乎？勉用人参一两，生附子三钱，牛膝、茯苓各五钱。三日之间，小便解下约有四十余碗，腹有皱纹，举家拜曰：皆再造之恩也。约服人参四斤，附子一斤，姜、桂各一斤余，半载而瘥。（《医宗必读·水肿胀满》）

都宪李来吴，积劳多郁，肢体胀满，以自知医，辄用胃苓汤加枳壳。三月以来，转加痞闷，余诊其脉沉涩而软，视其色黄白而枯，此虚证也。宜大温大补，始犹不信，争之甚力，仅用参二钱，稍觉宽舒；欲加桂、附，执不肯从。余曰：证坐虚寒，喜行攻伐，己见既坚，良言不纳，虽有扁仓，岂能救耶？越两月果殁。（《医宗必读·水肿胀满》）

按语： 一则水肿最后用六君子而收，体现了李中梓在治疗水肿时重视补脾益气。后二则医案为内伤所致水肿，李中梓均用参、附、姜、桂大量温热补阳的药物，体现其重阳思想，擅用温补药物。

（四）积聚

积聚是腹内结块，或痛或胀的病证。分别言之，积属有形，结块固定不移，痛有定处，病在血分，是为脏病；聚属无形，包块聚散无常，痛无定处，病在气分，是为腑病。积聚是位于腹中、结块性的疾病，常见于肝脾肿大、腹部肿瘤、增生性结核、胃肠功能紊乱、不完全性肠梗阻等。《难经·五十五难》曰："积者，五脏所生；聚者，六腑所成也。积者阴气也，其始发有常处，其痛不离其部，上下有所终始，左右有所穷处；聚者阳气也，其始发无根本，上下无所留止，其痛无常处。"《金匮要略》更明确了积聚的区别，张仲景认为："积者，脏病也，终不移动；聚者，腑病也，发作有时，展转痛移。"《诸病源候论》亦指出癥与积同，瘕与聚同，并认为"诸脏受邪，处未能为积聚，留滞不去，乃成积聚"。历代医家都认为气血积滞是形成积聚的主要病机，一般以积属血、聚属气理论，李中梓继承了前人的学术思想，在积聚上亦提出自己的见解。

1. 病因病机

李中梓在积聚的病因病机的认识上秉承《内经》中的理论，认为积聚的产生是由于虚邪。"留而不去，传舍于肠胃之外，募原之间，留著于脉，稽留而不去，息而成积"。李中梓还根据《灵枢·百病始生》"积之始生，得寒乃生，厥乃成积也"，认为"寒"在积聚的产生过程中具有重要作用，是导致积聚的重要因素。

2. 分类

李中梓根据积聚形成的原因不同而将积聚分为食积、血积。认为食积的形成是因为饮食不当而导致损伤胃肠，胃肠破损，饮食汁液溢于肠外，同时还导致了胃肠血络破损，血液溢于腹中肠胃之外，饮食之汁液与瘀血相互搏结从而形成的。血积是人体由于过于劳力，损伤人体的血络，人体在内的血络破损，血液外溢，再加上寒邪的入侵，从而血得寒沫，相聚肠外，乃成血积。李中梓在《医宗必读·积聚》中说："又或用力伤阴阳之络，以动其血，血得寒沫，相聚肠外，乃成血积。"

3. 治疗

对于积聚的治疗，李中梓提出要将积聚分为初期、中期、末期。积聚初期，病邪初起，正气尚强，邪气尚浅，则任受攻；积聚中期，受病渐久，邪气较深，正气较弱，任受且攻且补；积聚末期，病魔经久，邪气侵凌，正气消残，则任受补。故初期以攻为主，中期攻补兼施，末期以补益为主。另外，根据积聚位置的深浅，其治疗用药亦不相同。李中梓引用《素问·六元正纪大论》"大积大聚，其可犯也，衰其大半而止"，认为当去积及半时，应"纯与甘温调养，使脾气健运，则破残之余积，不攻自走，必欲攻之无余，其不遗人夭殃者鲜矣"。(《医宗必读·积聚》)

4. 脉候及预后

坚强者生，虚弱者死。细沉附骨者，积脉也，沉而有力为积，脉沉紧者有寒积，脉浮而牢积聚也。

5. 常用方药与治法

新制阴阳攻积丸、千金硝石丸、肥气丸、息贲丸、伏梁丸、痞气丸、奔豚丸等。

倒仓法： 肥嫩牡黄牛肉三十斤，切小块，去筋膜，长流水煮烂，滤去滓，取汁入锅中，慢火熬至琥珀色则完成。先令病人断欲食淡，前一日不吃晚饭，设一室，明快而不通风，置秽桶瓦盆贮吐下之物，另一瓷盆盛所出之溺。病者入室，饮汁积至一二十杯，寒则重汤温而饮之。饮急则吐多，饮缓则下多，先急后缓，吐利俱多，根据病人的实际病情来决定其饮法，不要太过局限，以去尽病根为度。吐下后必渴，不得与汤，以自出之溺饮之，非惟止渴，抑且濯余垢。倦睡觉饥，先与稠米汤，次与淡稀粥，三日后方少与菜羹，次与罕粥调养，一月疾病向愈。以后忌牛肉数年。

不同积的常用药物：

酒积： 轻者，葛根、神曲、黄连、白豆蔻；甚者，用甘遂、牵牛。

气积： 轻者，木香、枳壳、厚朴、橘红；甚者，枳实、牵牛。

血积： 轻者，干漆、桃仁、牡丹、归尾、赤芍药、红花；甚者，大黄、虻虫、水蛭、穿山甲、花蕊石。

痰积： 轻者，半夏、瓜蒌；甚者，滚痰丸；老痰，海石、瓦楞子；痰在皮里膜外，白芥子。

水积： 轻者，五苓散；甚者，商陆、甘遂、芫花。

茶积： 轻者，姜黄、芝麻；甚者，茱萸、椒、姜。

癖积： 轻者，三棱、蓬术；甚者，巴霜、大黄。

谷积： 轻者，麦芽、谷芽、神曲、砂仁；甚者，鸡内金。

肉积： 轻者，山楂、阿魏；甚者，硇砂、硝石。

蛋积： 白豆蔻、橘红、豆豉、姜汁。

菜积： 丁香、肉桂、麝香。

面积： 萝卜子、姜、酒煎。

鱼鳖积： 紫苏、橘皮、木香、姜汁。白马屎治鳖积。

狗肉积： 杏仁、山楂。

虫积： 雄黄、锡灰、槟榔、雷丸、芜荑、榧子、使君子。

疟积： 鳖甲、草果。

案例

襄阳群守于鉴如，在白下时，每酒后腹痛，渐至坚硬，得食辄痛。余诊之曰：脉浮大而长，脾有大积矣。然两尺按之软，不可峻攻，令服四君子汤七日，投以自制攻积丸三钱，但微下，更以四钱服之，下积十余次，皆黑而韧者。察其形不倦，又进四钱，于是腹大痛，而所下甚多，服四君子汤十日，又进丸药四钱，去积三次，又进二钱，而积下遂至六七碗许，脉大而虚，按之关部豁如矣。乃以补中益气调补，一月痊愈。（《医宗必读·积聚》）

　　亲家，工部王汉梁，郁怒成痞，形坚而甚痛，攻下太多，遂泄泻不止，一昼夜计下二百余次。一月之间，肌体骨立，神气昏乱，舌不能言，已治终事，待毙而已。余诊之曰：在证虽无活理，在脉犹有生机，以真脏脉不见也。举家喜曰：诸医皆曰必死，何法之治而可再起耶？余曰：大虚之候，法当大温大补，一面用枯矾、龙骨、粟壳、樗根之类以固其肠；一面用人参二两、熟附五钱，以救其气。三日之间，服参半斤，进附二两，泻遂减半，舌转能言，更以补中益气加生附子、干姜，并五帖为一剂，一日饮尽。如是者一百日，精旺食进，泻减十九，然每日夜犹下四五行，两足痿废，用仙茅、巴戟、丁、附等为丸，参附汤并进。计一百四十日，而步履如常，痞泻悉愈。向使委信不专，有一人参以他说，有片语畏多参、附，安得有再生之日哉？详书之，以为信医不专者之药石！（《医宗必读·积聚》）

　　社友姚元长之内，久患痞积，两年之间，凡攻击之剂无遗用矣，而积未尽除，形体尪羸。余闻之而告其友曰：积消其半，不可伐已，但用补汤，元气一复，病祟全祛耳。元长信之，遂作补丸，服毕而痞果全消。逾三年调理失宜，胸腹痛甚，医者以痛无补法，用理气化痰之药，痛不少衰。余诊之，大而无力，此气虚也，投以归脾汤加人参二钱，其痛立止。（《医宗必读·积聚》）

　　按语：一则医案，正气较弱，邪气较深，故且攻且补，补气健脾。而三则医案，积聚日久，且多用攻剂，正气虚弱，遂用补剂，立效。二则医案乃大虚之候，李中梓使用参、附大温大补，病愈，体现李中梓用药精确，擅用温补。

（五）疟疾

　　疟疾，指一种寒热往来、发作有一定时间的疾病。有一日一发，有间日一发，也有三日一发。历代对疟疾有很多研究，如《素问·刺疟》则将疟从脏腑经络分类；《金匮要略》则将疟分为瘅疟、温疟、牝疟、疟母；《肘后备急方》载有"青蒿一握，以水二升渍，绞取汁尽服之"，并提出瘴疟；《济生方》提出"无痰不成疟"；《质疑录》提出"有疟邪"等。李中梓在继承前人学术思想基础上，提出自己的观点。

1. 病因病机

李中梓认为，风寒暑湿四气，皆能侵袭人体而为疟，邪气或客于肠胃之外，或客于营气之舍，或客于脊骨之间，或客于五脏之募原。由于邪气侵袭人体的深浅不同，故疟的症状表现不同，有先寒后热，或先热后寒，或寒多热少，或热多寒少，或但寒不热，或但热不寒。疟发生的原因为夏伤于暑，暑热熏蒸，进而汗出而腠理大开，当风浴水后，凄怆之寒，伏于皮肤之中，又遇秋风，新凉束之，从而使表邪不能外越，阴欲入而阳拒之，阳欲出而阴遏之，阴阳相搏，从而疟疾发作。李中梓还认为南北方易得的疟证各不相同。东南濒海，气候方面海风无常，饮食方面多食鱼盐，人多停饮，故人多罹患风疟及食疟，乌头、草果、陈皮、半夏为宜。西北高旷，气候方面寒则水冰地裂，热则烁石流金，人多中寒伏暑，故人多罹患暑疟与寒疟，香茹、柴胡、常山、草果、槟榔等为宜。

2. 治疗原则

疟疾的治疗，应根据病邪的深浅、证候的阴阳，自脏而腑，散而越之，使邪去则病愈。若脉实、证实者，可攻邪以治标；若脉虚、证虚者，可补正以治本。久疟必虚，可用人参、生姜各一两，连投二服于未发之前，往往效果较好。贫困者，白术可代；血亏者，当归可代。若病人形壮色泽，往往病在气分，治时可通经开郁以取其汗；若病人色稍夭，治时可先补而取其汗；若夹痰，必先实其胃，再给予劫剂；若形弱色枯，则不可取汗，亦不可劫，但养正气，微与和解。若病人形壮色黑，往往病在血分，治时可行其阻滞；若色枯，治时可补血调气。热多者，凉药为主；寒多者，温药为主。

3. 脉候及预后

疟脉自弦，弦数多热，弦迟多寒。弦而浮大可吐之，微则为虚。代散者死。浅者病在三阳，随卫气以为出入，而一日一作；深者病在三阴，邪气不能与卫气并出，或间日，或三四日而作。作愈迟，病愈深。发于子后午前，是阳分受病，其病易愈；发于午后寅前，阴分受病，其病难愈。

4. 疟的常见分类及治法

风疟： 症见恶寒自汗，烦躁头疼，必先热后寒，治宜柴胡、苏叶、细辛、白芷、羌活、生姜之类。

温疟： 病因为在冬月受寒，复因暑风而发，亦先热后寒。如热多者，治宜小柴胡汤；寒多者，治宜小柴胡汤加桂。如先热后寒，体重痛，呕逆胀满，治宜胃苓汤，二术、厚朴、茯苓、猪苓、泽泻、陈皮、甘草，加羌活、紫苏煎服。

寒疟： 病因为纳凉时感受风寒，淋浴时感受水寒，邪气先伏于肌腠之中，复因秋风凉肃而发。先寒后热。治宜羌活、紫苏、生姜之类，散其太阳之邪，再用柴胡汤。

瘅疟： 此疟多因肺素有热，阴气先绝，阳气独发，症见少气烦冤，手足热而呕，此但热而不寒。盛暑发者，治宜人参白虎汤；秋凉发者，治宜小柴胡汤。

湿疟： 病因为汗出澡浴，或冒雨，或湿袭，症见身体重而痛，呕逆胀满。治宜胃苓汤加羌活、紫苏。

牝疟： 病因为病人阳气素虚，在盛暑时，乘凉饮冷，以致阴盛阳虚，但寒而不热。治宜柴胡姜桂汤。

食疟： 病因为或肥贫无度，或过食生冷，脾胃受伤，食滞痰生。症见饥而不能食，食则胀满，呕吐腹痛。治宜二术、槟榔、青皮、草果、豆蔻、砂仁、神曲、山楂之类。

瘴疟： 此疟多发岭南地区，因天气炎，山气湿，多有岚瘴之毒。症见发时迷闷，甚则狂妄，亦有不能言者，皆由血瘀于心，涎聚于脾，要疏通大府。治宜凉膈散或小柴胡加大黄、木香。

痨疟：病人或素有弱证，或因疟成痨。治宜十全大补汤，有热者去桂。

疟母：此病多因治之失宜，营卫亏损，从而使邪伏肝经，胁下有块。此证治疗当以补虚为主，每见急攻块者，多致不救，治宜六君子汤加木香、肉桂、蓬术、鳖甲。若有顽痰夹血夹食，结为癥瘕，治宜小柴胡汤加鳖甲五钱、莪术二钱五分，俱以醋制，服之必验。

鬼疟：俗以夜发为鬼疟，非也。邪入阴分，发于六阴，治宜四物汤加知母、红花、升麻、柴胡。提起阳分，方可截之。惟时行不正之气，此为真鬼疟，治宜平胃散加雄黄、桃仁。

三日疟：本于三阴不足，治宜参、术、芎、归、柴、芍、首乌、乌梅、陈皮、姜汁。其中发于子午卯酉为少阴疟，加丹参、圆肉；寅申巳亥日为厥阴疟，加丹皮、木香；辰戌丑未日为太阴疟，加白豆蔻、茯苓。

疟久不痊，必有留滞，须加鳖甲以消滞。

5. 常用方药

常山截疟丸、清脾饮、白虎加桂枝汤、二术柴胡汤、常山饮、露姜饮、交加双解饮子、疟母丸、祛疟饮、截疟饮等。

截疟法：疟发四五遍后，曾经发散者，方可截之，治宜何首乌散、常山饮、独蒜丸。久疟大虚者，人参一两、生姜一两，连进三服。若病初起，未经发散，便用酸收劫止之剂，必致病证绵延难愈，或变成他证。

外治方：蛇退塞耳，或生半夏塞鼻，男左女右，立止。

针刺法：间使穴，在手掌下臂上三寸，两筋间是。疟疾久不止：百劳、间使、后溪、足三里针之。

案例

太史杨方壶，疟发间日，脉见弦紧，两发后苦不可支，且不能忌口，便恳截之。余曰：邪未尽而强截之，未必获效，即使截住，必变他证，不若治法得所，一二剂间，令其自止。升麻、柴胡各二钱，提阳气上升，使远于阴而寒可止；黄芩、知母各一钱五分，引阴气下降，使远于阳而热自已；以生姜三钱，劫邪归正，甘草五分，和其阴阳。一剂而减半，再剂而竟止矣。(《医宗必读·疟疾》)

新安程武修患疟，每日一发，自巳时、午时起，直至次日寅、卯而热退，不逾一时，则又发矣。已及一月，困顿哀苦，命两郎君叩首无算，以求速愈。余曰：头痛恶寒，脉浮而大，表证方张，此非失汗，必误截也。武修云：寒家素有截热丸，百发百中，弟服之病热增剧，何也？余曰：邪未解而剧止之，邪不能伏，请以八剂四日服尽，决效耳。石膏、黄芩各三钱，抑阳明之热，使其退就太阴；白豆蔻三钱、生姜五钱，救太阴之寒，使其退就阳明；脾胃为夫妻，使之和合，则无阴阳乖乱之衍。半夏、槟榔各一钱五分，去胸中之痰；苏叶二钱，发越太阳之邪；干葛一钱，断入阳明之路。甫三剂而疟止。改用小柴胡倍人参，服四剂，补中益气服十剂而瘥。(《医宗必读·疟疾》)

按语： 此两则医案均为疟疾，前一例由于邪未尽不能强截疟，故使用升麻、柴胡升提阳气，使用黄芩、知母引阴下降，和调阴阳。后一例则是表证未解而误服寒药截疟，遂用石膏、黄芩、白豆蔻、生姜调理中焦脾胃寒热，苏叶、干葛祛表证未解之邪。

（六）痢疾

痢疾是以腹痛、大便次数增多、里急后重，甚至下赤白脓血便为主症的一种常见的肠道疾病。本病常见于夏秋两季，但有时春冬也可见到。常见于急慢性菌痢、急慢性阿米巴肠炎、慢性非特异性溃疡性结肠炎、慢性结肠炎、过敏性结肠炎、食物中毒等。本病在《内经》中称为"肠澼"，在《金匮要略》中与泄泻一起统称为"下利"，葛洪在《肘后备急方》将本病称为"痢"，孙思邈《千金要方》将本病称为"滞下"。宋代陈无择将本病病因分为内因、外因、不内外因三种。金代刘河间提出"行血则便脓自愈，调气则后重自除"的治疗原则，明代喻昌创"逆流挽舟"治法。李中梓在继承前人学术思想基础上，提出自己的观点。

1. 病因病机

痢疾多起于夏秋，因夏秋之际天气湿热郁蒸，人亦喜食生冷之品。当炎暑之令，天气湿热，人往往不能保摄脾胃，大食瓜果生冷之品，进而令脾土受伤，无以制湿，从而使湿蒸热壅，气不宣通，导致肠胃反滞，里急后重，小便赤涩。痢疾又与脾肾关系密切，痢之为证，多本脾肾，脾司仓廪，土为万物之母，肾主蛰藏，水为万物之元。

2. 治疗原则

李中梓认为，痢疾临证时须求何邪所伤，何脏受病。如因于湿热者，去其湿热；因于积滞者，去其积滞；因于气者调之，因于血者和之。新感而实者，可以通因通用；久病而虚者，可以塞因塞用。在痢疾的治疗上，李中梓调补脾肾。他认为在脾者病浅，在肾者病深。肾为胃关，开窍于二阴，久痢时往往肾亦受损，故治痢时一定要补肾。在辨证用药方面，李中梓亦有丰富的经验，指出得痢疾之人十有九虚，但是现在医生在治疗痢疾时却是百无一补，气本下陷，而再行其气，后重更甚。他明确指出可以使用补法的几种情况，如脉来微弱者，形色虚薄者，疾后而痢者，因攻而剧者，均为宜补之证。

3. 脉候及预后

先泻而后痢者，脾传肾为贼邪难疗；先痢而后泻者，肾传脾为微邪易医。脉象以沉小细微为顺，洪大滑数为逆。久痢坏症，李中梓主张无论其脉证如何，惟用参、附、芪、木香、砂仁补脾健胃，有十可救一之效。

4. 常见症状及治法

一见里急，里急而不得便者，往往有火，重者宜承气汤，轻者宜芍药汤。里急频见污衣者，往往属虚，宜补中益气汤去当归，加肉果。

一见后重，邪迫而后重者，入厕后症状稍减，一会又复甚，宜芍药汤。虚滑而后重者，入厕后症状不减，以得解愈虚，宜真人养脏汤。下后仍后重者，当以甘草缓之，以升麻举之。里急而至圊反不能即出者，往往为气滞，疏通为主；里急而频见污衣者，往往为气脱，补涩为主。后重而至圊稍减者，往往有火，黄连为主；后重至圊而转增者，往往为下陷，升麻为主。积如胶冻或如鼻涕，此为冷痢，先用木香、沉香、豆蔻、砂仁、厚朴，次用理中汤加木香。

一见虚坐努责，虚坐而不得大便，血虚故里急，治宜归身、地黄、芍药、陈皮之属。

一见噤口，食不得入，到口即吐，有邪在上膈、火气冲逆者，治宜黄连、木香、桔梗、橘红、茯苓、菖蒲。有胃虚呕逆者，治宜治中汤。有阳气不足，宿食未消者，治宜理中汤加砂仁、陈皮、木香、豆蔻。有肝气呕逆者，治宜木香、黄连、吴茱萸、青皮、芍药之类。有水饮停聚者，轻者宜五苓散，重者加甘遂。有积秽在下，恶气熏蒸者，治宜承气汤。

一见休息痢，屡止屡发，久不愈者，名曰休息。此证多因兜涩太早，积热未清，或不能节饮食、戒嗜好，所以时作时止，宜香连丸加参、术、甘草、茯苓、枳实，有调理失宜者，随证进行药物加减。有虚滑甚者，宜椿根白皮东引者，水浸一日，去黄皮，每两配人参一两、煨木香二钱、粳米三钱，煎汤饮之。或大断下丸。有五更及午前甚者，属肾，治宜补骨脂、山药、北五味、龙骨，丸服；午后甚者，属脾，治宜吴茱萸、肉蔻、白术、甘草，丸服。

一见腹痛，若因肺金之气郁在大肠之间，宜桔梗开之，白芍药、甘草、陈皮、木香、当归为主。恶寒加干姜，恶热加黄连。若久泻无度，腹痛者，治宜禹余粮五钱，赤石脂、白术各三钱，诃子、肉蔻各一钱五分。夹虚者，可使用建中汤，但前人在使用建中汤治痢时，不问赤白新久，用之皆有效。

一见肛门痛，若热留于下，治宜槐花、木香。若夹寒，治宜理中场。

一见蛲虫痢，蛲虫，其形极细，属于九虫之一。若胃弱肠虚，则蛲虫乘虚侵入，症见或痒，或从谷道中溢出，可内服桃仁、槐子、芜荑。治疗时可内服桃仁、芜荑、槐子、雄黄丸，外用苦参、黄连、桃仁、青葙子、雄黄，为末，艾汁丸如小指大，棉裹纳肛门中。

一见久虚大滑，若服药不效者，治宜大断下丸，龙骨、枯矾、赤石脂、姜、附、诃、蔻为末，醋糊丸，米汤下，即因用涩味，亦须加倍使用砂、陈以利其气，恐太涩则肠胃不利，反而作痛。灸天枢、气海，大能止泻。若病在中州脾土，治以姜、蔻理之。若病在肾，治以赤石脂、禹余粮、补骨脂、北五味。

一见大孔作痛，此症亦有寒热之分，夹热者，宜用槟榔、茯苓、香、连；夹寒者，以炒盐熨之，或枳实为末炒热熨之，内服人参、干姜、甘草、陈皮、当归作汤用。

一见脱肛，脱肛一症，最难用药，热则肛门闭，寒则肛门脱，治宜磁石为末，食前米饮下二钱，外用铁锈汤洗之。

一见痢后变成痛风，周身流注，皆属虚证，调摄失宜，治宜补中益气加羌、独、寄生、虎骨、松节，或加乳、没、苍、柏、桃仁、紫葳煎服。

一见死证，下纯血者死，如屋漏水者死，大孔如有筒者死，唇若涂朱者死，发热不休者死，色如鱼脑，或如猪肝者，皆半生半死。脉细、皮寒、气少、泄利前后、饮食不入，是谓五虚，死。无论其脉证如何，只宜以参、附、芪、术、香、砂补脾健胃，可能有一线生机。

针灸法：久痢不止，中脘、脾俞、天枢、足三里、三阴交。里急后重，下脘、天枢、照海。虚寒久泻，关元、中极、天枢、三阴交。

5. 常用方剂

大黄汤、芍药汤、白术黄芩汤、藿香正气散、黄连丸、苍术地榆汤、郁金散、芍药黄芩汤、香连丸、导气汤、真人养脏汤、理中汤、仓廪汤、诃黎勒丸、瓜蒌散、大断下丸等。

案例

抚台毛孺初，痢如鱼脑，肠鸣切痛，闻食则呕，所服皆芩、连、木香、菖蒲、藿香、橘红、芍药而已。后有进四君子汤者，疑而未果。飞艇相招，兼夜而往。诊得脉虽洪大，按之无力，候至右尺，倍觉濡软，余曰：命门火衰，不能生土，亟须参、附，可以回阳。孺翁曰：但用参、术，可得愈否？余曰：若无桂、附，虽进参、术，无益于病。且脾土大虚，虚则补母，非补火乎？遂用人参五钱，熟附一钱半，炮姜一钱，白术三钱。连进三剂，吐止食粥，再以补中益气加姜、附十四剂后，即能视事。(《医宗必读·痢疾》)

淮安郡侯许同生令爱，痢疾腹痛，脉微而软，余曰：此气虚不能运化精微，其窘迫后重者，乃下陷耳。用升阳散火汤一剂，继用补中益气汤十剂，即愈。(《医宗必读·痢疾》)

文学顾伟男之内，痢疾一月，诸药无功。余诊之曰：气血两虚，但当大补，痢家药品一切停废，以十全大补连投十剂，兼进补中益气，加姜、桂二十余剂而安。(《医宗必读·痢疾》)

按语：一则病案中患者痢疾，世医多进以"芩、连、木香、菖蒲、藿香、橘红、芍药"祛湿理气，但李中梓根据"脉虽洪大，按之无力，候至右尺，倍觉濡软"，认为"命门火衰，不能生土"，遂进以"桂、附、参、术"，尤体现其善用温热类药物，重视脾肾。

李中梓认为，得痢疾之人，十有九虚，后两则医案，通过辨证，均为虚证痢疾，遂用补益脾胃之剂治疗，体现李中梓在临证时重脾重阳。

（七）泄泻

泄泻是临床常见病，主要以排便次数增加和粪便有量与质的改变为其主要临床表现。其病因较多，如外感寒热湿邪、内伤饮食，以及情志、脏腑功能失调等均可导致泄泻，且病机往往复杂多变。李中梓强调，在诸多导致泄泻的因素中，"湿"与"虚"具有决定性意义。李中梓在《医宗必读·泄泻》中云："《内经》之论泄泻，或言风，或言湿，或言热，或言寒，此明四气皆能为泄也……统而论之，脾土强者，自能胜湿，无湿则不泄，故曰湿多成五泄。"又云："若土虚不能制湿，则风寒与热，皆得干之而为病。"通过强调脾土虚衰是发病的关键，指出泄泻的病变部位在脾，且脾虚湿盛对泄泻发生的至为关键，故有"脾为主脏""湿为主因""无湿不成泻"之说。李中梓在《医宗必读·泄泻》中提出著名的"治泻九法"，全面系统地论述泄泻的治法。

1. 治泻九法

（1）淡渗

本法是用味甘淡、性平或微凉，具有利尿作用的药物以渗利水湿的方法。主要用于治疗水湿太盛所致的水肿、泄泻、小便不利类病症。淡渗法是治泻九法中最为平易的一法，其机理主要是利小便以实大便。在治泻九法中，此法被排在第一位。李中梓认为，本法可"使湿从小便而去，如农人治涝，导其下流，虽处卑监，不忧巨浸。经云：治湿不利小便，非其治也。又云：在下者引而竭之是也"（《医宗必读·泄泻》）。李中梓根据《内经》理论，对于湿邪为主的泄泻，以茯苓、泽泻、猪苓、车前子等淡渗之品治疗，淡渗即能利湿，利湿一方面能分清别浊，使水湿浊阴之邪从小便而去，大便自实，泄泻自止；另一方面湿去则脾不受困而脾阳自振，运化自健，泻无愈而复发之机。

（2）升提

升提即健脾补气，升阳举陷。李中梓认为"气属于阳，性本上升，胃气注迫，辄尔下陷，升柴羌葛之类，鼓舞胃气上腾，则注下自止。又如地上淖泽，风之即干，故风药多燥，且湿为土病，风为木药，木可胜土，风亦胜湿，所谓下举之是也"（《医宗必读·泄泻》）。明确指出了此法运用的指导思想是"下者举之"，针对的病机是脾气下陷，清阳不升。脾主升，司运化，当胃气迫注，使脾气下陷，则出现脘腹坠胀，久泄不止，甚或脱肛，气短懒言，神疲乏力，头晕目眩，面色无华，食少，舌淡苔白，脉缓或弱等症状。使用升提的药，则泄泻可止。运用的药物多是祛风升散药物，目的有三：一者升举清阳，益胃燥湿；一者风能胜湿，解表助运；一者风药散肝，芳香悦脾。需要特别指出的是，导致清气不升的重要原因，还是脏腑元气不足，确切地说是"中气不足"。中焦阳气充沛，运化有力，气血充盛，自然五脏六腑生理机能旺盛，代谢功能正常，升降有序。临床上可使用补中益气汤加减升阳益气。

案例

大宗伯董玄宰，夏初水泄，完谷不化。曾服胃苓汤及四君子汤，不效。余曰：《经》云，春伤于风，夏生飧泄，谓完谷也。用升阳除湿汤加人参二钱，三剂顿止。（《医宗必读·泄泻》）

按语："夏初水泄，完谷不化"，当为脾气下陷，转输失司。李中梓用李东垣的升阳除湿汤加减，三剂而顿止，说明补脾和升阳是有区别的。

（3）清凉

清凉是指以寒凉之药清解里热。李中梓认为"热淫所至，暴注下迫，苦寒诸剂，用涤燔蒸，犹当溽暑伊郁之时，而商飚飒然倏动，则炎熇如失矣，所谓热者清之是也"（《医宗必读·泄泻》）。由于热邪内迫，清阳不升，大肠传导失司，往往临床会出现暴注下迫，下利臭秽，肛门灼热，烦热口渴，小便短黄，舌质红，苔黄腻，脉滑数或濡数等症状，治疗原则是热者清之，可用黄芩、黄连等苦寒之品清泄里热。此法应用范围广泛，以火热为主因所导致的泄泻均可使用该法。火热邪气扰乱于中，火性急迫，易使病情变化迅速；火性燔灼，易化腐化秽，肠道传导失常，清浊不分，从而发生泄泻。

（4）疏利

疏利即调理气机，消积化滞。李中梓认为"痰凝气滞，食积水停，皆令人泻，随证祛逐，勿使稽留，经云：实者泻之，又云：通因通用是也"（《医宗必读·泄泻》）。六腑的生理特点为以通为用，但"痰凝气滞，食积水停"等原因，都可破坏六腑这种以通为用的生理状态，从而当升不得升，当降不能降，当变化不得变化，进而造成肠道的清浊不分，泄泻而下。这时可使用通利的方法，痰凝者化痰，气滞者行气，食积者消食，血瘀者则活血化瘀，从而驱邪外出，疏通气血津液，气机调畅，百脉通达，恢复本来的脏腑功能状态。五脏功能恢复正常，泄泻自然痊愈。

（5）甘缓

甘缓即甘味之品，缓急止痛。李中梓认为"泻利不已，急而下趋，愈趋愈下，泄何由止？甘能缓中，善禁急速，且稼穑作甘，甘为土味，所谓急者缓之是也"（《医宗必读·泄泻》）。该法针对的泄泻病势特点是急，运用甘缓的药物，急者缓之，从而缓急补中。脾虚肝强之痛泻时，临床上可能见到泄泻不止，急迫下坠，泻必腹痛，舌苔薄白，脉两关不调，弦而缓等症状。因甘能缓中，善禁急速，故可佐以甘草等甘味之品。甘味之品的特点是能缓，能补，能和，既可补益和中，又能缓急止痛。在《灵枢·五味论》中已明确甘味之品的药用特点："甘走肉，多食之，令人悗心……甘入于胃，其气弱小，不能上至于上焦，而与谷留于胃中，甘者令人柔润者也，胃柔则缓，缓则虫动，虫动则令人悗心，其气外通于肉，故甘走肉。"甘缓法最适宜治疗因肝气横逆犯脾，脾失健运的泄泻。甘味之品既可益气健脾，又能通过柔肝以缓其刚烈燥急之性，肠道通降有度，泄泻自止。

甘缓一法，具体来说又有甘温、甘凉、甘淡、甘酸、甘平等不同。甘温之品可益气养血，强本缓急；甘凉之品可益气生津，清热缓急；甘淡之品可健脾渗湿，守中缓急；甘酸之品可平肝敛阴，抑阳缓急；甘平之品可安中固肾，培元缓急。通过上述可以看出，甘味之品虽有温、凉、淡、酸、平等不同，但均可益气缓急，故均属甘缓法之列。临证时可根据具体证型进行选用。

（6）酸收

酸收即酸味之品，收敛止泻。李中梓认为"泻下有日，则气散而不收，无能统摄，注泄何时而已？酸之一味，能助收肃之权。经云：散者收之是也"（《医宗必读·泄泻》）。酸收法运用的前提条件是泻利不已，气散不收，无能统摄，运用酸味药物，酸以统摄，散者收之。泄泻日久，往往导致统摄无力，精气耗散而不收，临床可见大便滑脱不禁，日夜无度，甚则脱肛坠下，脐腹疼痛，倦怠食少，舌淡苔白，脉迟细等症状。可用乌梅、五味子等酸收之品治之。通过收敛的方法纠正机体气、津耗散的病理状态，避免出现亡阴、亡阳的危重变证，以保证扶正或祛邪之法能够在一个相对稳定、良好的内环境中进行。如此标本兼顾，有利于整个机体功能迅速恢复其良性循环的生理常态，泄泻自止。

（7）燥脾

燥脾是指燥能胜湿，健脾化湿。李中梓认为"土德无惭，水邪不滥，故泻皆成于土湿，湿皆本于脾虚，仓廪得职，水谷善分，虚而不培，湿淫转甚。经云：虚者补之是也"（《医宗必读·泄泻》）。此法针对的是脾虚，因脾虚而湿盛，治疗宜燥湿健脾。脾喜燥而恶湿，司运化，脾虚失运则水液运化失常，清浊不分，水湿内生。临床可见大便时溏时泻，迁延反复，食少，食后脘闷不舒，面色萎黄，神疲倦怠，舌质淡，苔白，脉弱等症状，可用四君、六君、参苓白术散等燥湿健脾治之。脾胃功能正常方能水谷得以运化、精微得以吸收，肠道得以传导，糟粕得以正常排出。

（8）温肾

温肾即温肾暖脾。李中梓认为"肾主二便，封藏之本，况虽属水，真阳寓焉！少火生气，火为土母，此火一衰，何以运行三焦，熟腐五谷乎？故积虚者必夹寒，脾虚者必补母。经云：寒者温之是也"（《医宗必读·泄泻》）。此法针对的是真阳虚衰，火衰则气化不行而致的泄泻，治疗是寒者温之，通过温肾暖脾而止泻。肾主二便，开窍于二阴，为封藏之本，内寄命火真阳，泄泻日久，肾阳虚衰，不能温养脾胃，临床上可见到五更泄泻，形寒肢冷，腹部喜暖，完谷不化，腰膝酸软，舌淡苔白，脉沉细，当以四神丸、八味丸、金匮肾气丸等温肾暖脾，涩肠止泻。

肾主温煦、主闭藏、司二便，为人身生命活动之原动力。李中梓还进一步指出，肾为先天，脾为后天，脾有阴阳，肾分水火，宜平而不宜偏，宜交而不宜分。脾为土脏，肾为水脏，脾肾二者关系密切。脾胃腐熟受纳水谷，化生运化水谷精微，将水谷精微营养全身，为肾阴提供物质基础。肾以元阳之火，以资脾土，使脾胃功能正常，腐熟运化水谷，发挥后天之本的作用。由此可见，脾肾关系密切，在生理上相辅相成，在病理上亦相互影响。久病之后，必会伤及肾脏，或年老体弱，肾阳不足，或素体脾肾虚弱，使肾脏不能发挥其温煦作用，进而使脾失温煦，运化功能失常，发生泄泻。脾胃一旦受病，则腐熟受纳运化水谷的功能发生障碍，亦会清浊不分，发生泄泻。而一旦失治、误治、久延，则往往会致元阳损伤，转为肾泄。临证时往往见到脾肾同病，故治疗多温肾暖脾以治本。

案例

大司寇姚岱芝，吐痰泄泻，见食则恶，面色萎黄，神情困倦，自秋及春，无剂弗投，经久不愈。比余诊之，口不能言，亟以补中益气去当归，加肉果二钱、熟附子一钱、炮姜一钱、半夏二钱、人参四钱。日进二剂，四日而泻止，但痰不减耳。余曰：肾虚水泛为痰，非八味丸不可，应与补

中汤并进。凡四十日服人参一斤，饮食大进，痰亦不吐。又半月而酬对如常矣。(《医宗必读·泄泻》)

按语：患者"吐痰泄泻""神情困倦""经久不愈"，李中梓认为脾虚及肾，火不暖土之证，故用补中益气汤加姜、附，又投以八味丸，使其饮食大进，痰亦不吐，半月酬对如常。此法正是李中梓的温肾之法的具体体现。

（9）固涩

固涩即健脾固脱，涩肠止泻。李中梓认为，"注泄日久，幽门道滑，虽投温补，未克奏功，须行涩剂，则变化不愆，揆度合节，所谓滑者涩之是也"(《医宗必读·泄泻》)。固涩针对的病机是久泻不愈，气液大耗，脾阳命火两衰。气血津精是人体的宝贵物质，是五脏功能活动的物质基础，机体消耗的同时又须不断进行补充。如若久泻不愈，必伤及肾，导致正气受伤，从实转虚，肾阳虚衰无以鼓动脾阳，则运化失常，故出现腹泻便溏，滑脱不禁。久泻不愈，气液大耗，脾阳命火两衰导致胃肠功能失常，久泻又可致肛门松弛如管，全无约束，日夜滑脱无度，虽用对证的温补方法进行治疗，也未必有效，只有在特殊的情况下才运用收涩这种特殊治疗方法，滑者涩之，通过止奔脱之液而固下元之气，以救气随液脱，败亡将至之危。临床治疗时针对久泻所致散、滑、脱的病理特点，选用收敛止涩之品，配伍健脾温肾之品，以温运中焦，强固肾气，收敛大肠。常用的固涩收敛药物有赤石脂、禹余粮、诃子、肉豆蔻、五味子、芡实、莲子肉、罂粟壳等。具体运用时，选用具有既能温肾暖脾，又能涩肠止泻治疗作用的药物，或止涩与温补同用，使火旺生土，以涩止泻，则脾阳自升，胃纳自健，清浊自分，津气收敛，泄泻自止。

李中梓的治泻九法，本于经旨，并汲取前贤之精要，总结全面，对后世颇有影响，如《张氏医通》《类证治裁》《会约医镜》等书论泄泻治疗，无不载述其言。

2. 脉候及预后

胃脉虚则泄；脉滑按之虚者必下利；肾脉小甚为洞泄；肺脉小甚为泄，泄脉洪大者逆。下利日十余行，脉反实者死；腹鸣而满，四肢清泄，其脉大者，十五日死；腹大胀，四末清，脱形，泄甚，不及一时死；下则泄泻，上则吐痰，皆不已，为上下俱脱，死。

3. 常见症状及用药

泻有寒热之分，并根据四时季节气候特点施治。寒泻则症见脉迟身冷，不独溲清白，或绵绵腹痛，治宜附子理中汤加肉蔻，并引用张仲景在《伤寒论·辨太阳病脉证并治下》"医以理中与之，利益甚"，认为理中汤惟理中焦，而此利下焦，所以治疗时宜加附子及赤石脂、禹余粮。药与食入口即泻者，直肠泻也，不治。热泻则症见脉大，口渴，便少，治宜六一散或胃苓汤加黄连；泻而脉滑坚者，治宜大承气汤。若泻利久不止及暴下，多因太阴受病，用药时不可少白术、甘草、芍药。若四时下利，可在前方中春加防风，夏加黄芩，秋加厚朴，冬加桂、附。然而临证时须根据具体症状，倘自汗、手足厥冷、气微，虽盛夏必投姜、桂，或烦热燥渴脉实，即隆冬亦用硝、黄。

《难经》五泄：胃泄，饮食不化，大便色黄，治宜承气汤。脾泄，腹胀满，泄注，食即呕吐，治宜建中汤、理中汤。大肠泄，食已窘迫，大便色白，肠鸣切痛，治宜干姜附子汤。小肠泄，溲而便脓血，少腹痛，治宜承气汤。大瘕泄，里急后重，数至圊而不能便，茎中痛，治宜承气汤。

肾泄：症见五更溏泄，久而不愈，此为肾虚失于闭藏所致，治宜五味子散。亦有食积者，治宜香砂枳术丸。寒积，治宜理中汤，宜夜饭前进。酒积，治宜葛花解醒汤。

鹜泄：多为中寒，症见糟粕不化，色如鸭粪，澄澈清冷，小便清白，治宜附子理中汤。

飧泄：症见水谷不化而完出，《史记》名回风。多因风邪入胃，木来贼土，清气在下所致，治宜升阳除湿汤。

洞泄：一名濡泄，泻下多水，治宜胃苓汤。水液去多，严重者出现转筋血伤，故筋急，治宜升阳除湿汤。

痰泄：多为痰留于肺，大肠不固，脉必弦滑，以药探吐。若病人神志不瘁，色必不衰，治宜二陈汤加苍术、木香。

火泄：症见腹痛泻水，肠鸣，痛一阵泻一阵，往往属火，治宜黄芩芍药汤。

直肠泄：食方入口而即下，极为难治，大断下丸。

伏暑泻，玉龙丸，硝、硫、矾、滑四味为末，水丸服；若盛暑通于外，阴冷伤其中，可用连理汤治之；若气虚泻，可用四君子加升、柴、诃、蔻；若伤食泻，必嗳气如败卵，可用治中汤加香、砂、枳、术、楂、芽，再煨所伤之物，存性为末调服；若伤酒泻，可用葛知解醒汤；若伤面食泻，必用卜子、曲、芽、苍、朴；若痰泻，可用二陈汤加海石、神曲、青黛、竹沥、姜汁丸服。五更时泻属肾虚，必用补骨脂、茱萸肉、五味、山药、茴香、茯苓、肉桂治之。其泻已愈，至明年届期复发者，有积，再加上脾主信所致，治宜香砂枳术丸加蓬、棱；虚者倍白术加人参。

4. 常用方剂

胃苓汤、薷苓汤、升阳除湿汤、浆水散、连理汤、茱萸断下丸、固肠丸、补中益气汤、四君子汤、四神丸、枳术丸、葛知解醒汤等。

治泻灸法：若大泻气脱，症见不知人事，口眼俱闭，呼吸欲绝，可急灸气海如年壮，大进人参、附子，稍缓则救不及时。又法：加灸天枢。若泄泻水谷不分，灸水分七壮，此穴能分水谷、利小便。若久痢体重，滑泄不止，用止涩诸药不效，宜灸天枢、气海二穴，即止。若水渍入胃名曰溢饮，症见滑泄不止，渴而饮水，水下又泄，泄又大渴，此无药，症宜急灸大椎。若肠鸣不已，时上冲心，灸神阙。若里急后重，灸下脘、天枢、照海。若下利手足厥冷，无脉者，急灸天枢、气海。若灸之不温，脉亦不至及微喘者死。

（八）疝气

1. 病因病机

李中梓遵《内经》论疝气之法，认为疝气总是以任脉为病。任之阴气为疝，肝之阳气为风，所以常风疝并称。无论是感受外邪还是内邪，皆能使阴阳不和，阴胜则寒气冲激，阳胜则热气内盛，均会导致任脉为病。假若邪气不从任脉起，而诸经所受之邪亦必犯任脉，攻于脏腑，则为腹中之疝；会于阴器，则为睾丸之疝。

2. 症状

疝气的病因不同，临床症状亦不同，如寒则多痛，热则多纵，湿则肿坠，虚者亦肿坠。在血分者往往病位不移，在气分者往往病位多动。肾有二，睾丸亦有二，又名外肾。左属水，水生肝木，木生心火，水、木、火此三者皆司血分，而统纳左之血者，肝之职；右属火，火生脾土，土生肺金，火土金三者皆司气分，而统主右之气者，肺之职。所以，诸寒收引则血液迫泣，下注于左丸；诸膹郁气则湿归肺，下注于右丸。可以看出，睾丸所络之经，并非厥阴一经，而太阴、阳明之经亦络睾丸。往往偏患左者，则痛多肿少；偏患右者，则痛少肿多。痛多肿少，治宜当归、白芍、木香、茴香、青皮、肉桂、木通之类；痛少肿多，治宜二术、半夏、茯苓、木香、乌药、枳壳、猪苓、荔核、木通之类。

3. 治疗原则

疝多因虚而得，故治疗时不宜骤补，应先去其邪，然后再补，可以使用天台乌药散，乌药及良姜、青、槟、茴、木香、川楝，同巴豆炒，疝初起效果较好；亦可用川楝散，川楝三十个，巴豆半同炒，菖蒲、青木香一两，共相捣，荔枝核二十枚，草薢五钱，加好麝少许，和盐汤二钱调，此治因感寒，故借巴豆炒。以上二方所宜皆初起者，不可对虚人应用。

4. 脉候

弦急搏皆疝脉，视在何部而知其脏，尺部脉滑为寒疝。尺部见滑为大寒，丙丁不胜壬癸，从寒水之化。

5. 疝气类型及治法

冲疝：气上冲心，多见两便不通，与巢氏狼疝略似，治宜木香散。

狐疝：症见卧则入小腹，立则出腹。张仲景在治狐疝时上时下者，使用蜘蛛散。或用牡蛎六两，盐泥固济，炭三斤煅至火尽，取二两；干姜一两，焙为细末，二味和匀，水调得所，涂痛处，小便大利即愈。

癫疝：症见阴囊肿大，如升如斗，甚至如栲栳大者，治宜三层茴香丸、荔枝散、宣胞丸、地黄膏子丸。若肾不痛，可用南星、半夏、黄柏、苍术、枳实、山楂、白芷、神曲、滑石、茱萸、昆布，酒糊丸，空心盐汤下。雄楮叶，不结子者，晒干为末，酒糊丸，盐汤下。用马鞭草捣涂效。

厥疝：多因脾受肝邪，气逆有积。若肝邪甚者，治宜当归四逆汤、川苦楝散、木香楝子散。

瘕疝：多因脾传肾，症见少腹热痛，出白，治宜乌头栀子汤，或加橘核、桃仁、吴茱萸。朱丹溪在《丹溪心法·疝痛》中亦提及一种瘕疝："阳明受湿热，传入太阳，发热恶寒，小腹连毛际间闷痛不可忍。"治宜栀子、桃仁、枳实、山楂，等份同煎，加生姜汁。

㿉疝：足阳明筋病，内有脓血，宜用桃仁、玄胡索、甘草、茯苓、白术、枳壳、山楂、橘核、荔枝核。

㿉癃疝：内有脓血，小便不通，治宜加味通心散，或五苓散加桃仁、山楂。

巢氏七疝：厥，厥逆心痛，吐食。癥，气乍满，心下痛，气积如臂。寒，寒饮食胁腹尽痛。气，乍满乍减而痛。盘，脐旁作痛。胕，脐下有积气。狼，小腹与阴相引痛，大便难。

子和七疝：一曰寒疝，阴囊冰冷，结硬如石，阴茎不举，或连睾丸痛，得于坐卧寒湿之处，或冬月涉水，或遇风雨，畏热贪凉，使内过劳，无子多欲，宜温剂下之。二曰水疝，肾囊肿痛，阴汗如流，囊如水晶，或出黄水，或小腹之内，按之如水，得之醉而使内，汗出当风，湿邪注于囊中，宜逐水之剂下之。三曰筋疝，阴茎肿胀，或溃或痛，里急筋挛，或茎中作痛，或痒或挺纵不收，或精随溲下，得于房劳太过及邪术所使，宜清心之药下之。四曰血疝，小腹两旁壮如黄瓜，得于春夏之月燠湿之气，并劳于使内，气血流溢入胞囊中，积成痈脓，宜和血之剂下之。五曰气疝，上连肾区，下及阴囊，得于忿怒啼哭，则气郁而胀，怒号即罢，气亦随消，宜散气之剂下之，小儿亦有此疾，得于父衰阳痿，强力入房，因而有子，胎禀病也，法无治，治亦不效。六曰狐疝，卧则入于小腹，行立则出腹入囊，与狐之日出夜入相类，故曰狐疝，宜逐气流经之药下之。七曰癫疝，阴囊肿大如斗，不痛不痒，得于地气卑湿，宜去湿之药下之。凡诸病下后，或调或补，更有阴盛，腹胀内有血脓，小便不通，癓瘕疝也。

小肠疝：此疝为小肠之病，小腹引睾丸，必连腰脊而痛，病因多为小肠虚则风冷乘间而入，邪气既入，则厥而上冲肝肺，控引睾丸，上而不下，治宜茴香、楝实、吴茱萸、陈皮、马蔺花、醋炒各一两，芫花醋炒五钱，醋糊丸，每服一钱，加至二钱，酒送。又方：益智、蓬术各五钱，大茴、山茱萸、牛膝、续断、川芎、葫芦巴、防风、牵牛炒、甘草各二钱半，为细末，每服三钱，水煎，空心连渣服，白汤调下亦得。

膀胱气：症见小腹肿痛，不得小便。治宜五苓散一两，分三服。葱白一茎，茴香一钱，盐八分，水一钟，煎七分服。三服尽，当下小便如墨汁，续用硇砂丸。木香、沉香、巴豆肉各一两，青皮二两，同慢火炒紫色，去巴豆，为末，入硇砂一钱，铜青三钱，同研匀，蒸饼丸梧子大。每服七丸至十丸，盐汤空心下。

针灸治法：大敦通主七疝，兼以三阴交，及灸水道尤妙。女人瘕聚即男子疝气同原，胃俞、气海、行间。腹中气胀，引脊作痛，食饮反多，身体消瘦，灸脾俞、章门各七壮。女人淋带，肾俞、中封各五十壮，或三阴交及中极、气海、肾俞，以上女人赤白带下俱治。

6. 常用方剂

木香散、蜘蛛散、三层茴香丸、荔枝散、宣胞丸、地黄膏子丸、木香楝子散、当归四逆汤、川苦楝散、乌头栀子汤、加味通心汤、羊肉汤等。

案例

常州尹文辉，嗜火酒，能饮五斤。五月间入闽中，溪水骤涨，涉水至七里，觉腹痛之甚，半月后右丸肿大，渐如斗形。闽中医者皆与肝经之剂，及温热之品，半载无功，归而就商于余。余曰：嗜火酒则湿热满中，涉大水则湿寒外束，今病在右，正是脾肺之湿下注睾丸，以胃苓汤加栀子、枳壳、黄柏、茴香，十剂而略减，即以为丸，服至十八斤全安。经今十五年不再发。（《医宗必读·疝气》）

文学骆元宾，十年患疝，形容枯槁，余视之，左胁有形，其大如臂，以热手握之，沥沥有声，甚至上攻于心，闷绝者久之，以热醋熏灸方醒。余曰：此经所谓厥疝也，用当归四逆汤。半月积形衰小，更以八味丸间服。喜其遵信余言，半载无间，积块尽消，嗣后不复患矣。（《医宗必读·疝气》）

按语：此两则医案，一则内热外寒，脾肺之湿下注，遂用胃苓汤加减清热健脾燥湿；二则病久正虚，遂后以八味丸补益肝肾。

（九）淋证

1. 病因病机及分类

李中梓认为，淋证的病因为饮食不节，喜怒不时，虚实不调，脏腑不和，致肾虚而膀胱热。肾虚则小便数，膀胱热则水下涩；数而且涩，则淋沥不宣，小腹弦急，痛引于脐。

淋证可分为石淋、劳淋、血淋、气淋、膏淋、冷淋六种。石淋者，有如沙石，多由膀胱蓄热而成，就像汤瓶长时间在火中，从而底结白碱。劳淋者，因劳倦而成，多属脾虚。血淋者，由于心主血，心遗热于小肠，搏于血脉，血入胞中，从而血与小便俱下。气淋者，由于肺主气，气化不及州都，从而胞中气胀，少腹满坚，小便有余沥。膏淋者，滴下肥液，极类脂膏。冷淋者，多因寒客下焦，水道不快，先见寒战，然后成淋。也有淋证因过服金石，入房太甚，败精强闭，流入胞中所致；亦有湿痰日久，注渗成淋。

2. 脉候及预后

少阴脉数，妇人则阴中生疮，男子则气淋。盛大而实者生，虚小而涩者死。

3. 淋证类型及治法

石淋：治疗时清其积热，涤去沙石，则水道自利，宜神效琥珀散，如圣散、独圣散，随证选用。

劳淋：有脾劳、肾劳之分。若多思多虑，负重远行，应酬纷扰，多劳于脾，宜补中益气汤，与五苓散分进；专因思虑者，宜归脾汤。若强力入房，或施泄无度，多劳于肾，宜生地黄丸或黄芪汤；肾虚而寒者，宜金匮肾气丸。

血淋：有血瘀、血虚、血冷、血热之分。若症见小腹硬满，茎中作痛欲死，多为血瘀，一味牛膝煎膏，酒服大效，但此方虚人能损胃，治宜四物汤加桃仁、通草、红花、牛膝、丹皮。若血虚者，治宜六味丸加侧柏叶、车前子、白芍药，或八珍汤送益元散。若症见血色鲜红，多为心与小肠实热，脉必数而有力，治宜柿蒂、侧柏、黄连、黄柏、生地黄、牡丹皮、白芍药、木通、泽泻、茯苓。若症见血色黑暗，面色枯白，尺脉沉迟，多为下元虚冷，治宜金匮肾气丸，或用汉椒根四五钱，水煎冷服。亦有内热过极，反兼水化而色黑者，不能一见便以为属寒，须根据脉证详细辨证。

气淋：有虚实之分。如气滞不通，脐下烦闷而痛，治宜沉香散、石韦散、瞿麦汤；气虚者，治宜八珍汤加杜仲、牛膝，倍茯苓。

膏淋：此淋似淋非淋，小便色如米泔，或如鼻涕，此精和小便俱出，精塞溺道，故欲出不快而痛，治宜鹿角霜丸、大沉香散、沉香丸、海金沙散、菟丝子丸，随证选用。

冷淋：多是虚证，治宜肉苁蓉丸、泽泻散、金匮肾气丸。

胞痹：即膀胱痹。膀胱为州都之官，主藏津液。多因风寒湿邪气客于胞中，则气不能化出，故胞满而水道不通。症见小腹、膀胱按之内痛，若灌注热水，小便滞涩，又因足太阳经其直行者，上交颠入络脑，下灌鼻则出清涕。治宜肾着汤、肾沥汤、巴戟丸。灸法：三阴交三壮，宜脉大而实，忌虚小而涩。虚人宜补气血，勿利小便。

4. 常用方剂

神效琥珀散、如圣散、独圣散、补中益气汤、金匮肾气丸、生地黄丸、黄芪汤、沉香散、石韦散、瞿麦汤、鹿角霜丸、大沉香散、沉香丸、海金沙散、菟丝子丸、肉苁蓉丸、泽泻散、巴戟丸等。

案例

邑宰严知非，患淋经年，痛如刀锥，凡清火疏利之剂，计三百帖，病势日盛，岁暮来就诊。余曰：两尺数而无力，是虚火也。从来医者皆泥痛无补法，愈疏通则愈虚，愈虚则虚火愈炽，遂以八味地黄丸料加车前、沉香、人参，服八剂痛减一二，而频数犹故。原医者进云：淋证作痛，定是实火，若多温补，恐数日后必将闷绝，不可救矣。知非疑惧，复来商之。余曰：若不宜温补，则服药后病势必增，今既减矣，复可疑乎？朝服补中益气汤，晚服八味丸，逾月而病去其九；倍用参芪，十四日而霍然矣。
（《医宗必读·淋证》）

大司寇杜完三夫人，淋沥两载，靡药不尝，卒无少效。余诊之，见其两尺沉数，为有瘀血停留，法当攻下，因在高年，不敢轻投，但于补养气血之中，加琥珀、牛膝。此等缓剂，须以数十剂收功，而夫人躁急求功，再剂不效，辄欲更端，遂致痼疾。（《医宗必读·淋证》）

按语： 世医皆谓淋为实证宜攻，但李中梓临证辨证精准，一则医案朝服补中益气汤，晚服八味丸温补肝脾肾，二则医案即使有瘀血停留，亦在补养气血之中加活血缓剂。

（十）癃闭

癃闭即小便不利，其中以小便不畅，点滴而短少，病势较缓的为癃；小便闭塞，点滴不通，病势较急者称为闭。癃闭一症，虽属膀胱为病，但与肺脾肾三脏、气滞血瘀、湿热蕴积等有关。

1. 常用治法

（1）清金润肺

正常小便的通畅，有赖于三焦气化的正常，而三焦的气化又依靠于肺脾肾三脏来维持。肺主肃降，通调水道，由于肺的肃降，使水液不断地下输膀胱，从而保持小便的通利。若热壅于肺，肺失肃降，不能通调水道，下输膀胱，常可导致癃闭。此当责之于肺，以清金润肺为治。以车前、紫菀、麦冬、茯苓、桑皮之类治之。

案例

郡守王镜如，痰火喘嗽正甚时，忽然小便不通，自服车前、木通、茯苓、泽泻等药，小腹胀满，点滴不通。余曰：右寸数大，是金燥不能生水之故，惟用紫菀五钱、麦门冬三钱、北五味十粒、人参二钱，一剂而小便涌出如泉。若淡渗之药愈多，则反致燥急之苦，不可不察也。（《医宗必

读·小便闭癃》)

按语：痰火喘嗽正甚，突然小便不通，当为肺失宣降，通调水道失常之证，非淡渗利湿所能治，故自服车前、茯苓等，仍点滴不通，且还会伤阴致燥。李氏用清金润肺之法，益气养阴，使肺金得润，宣降得行，自然小便涌出如泉。

（2）燥脾健胃

水精之生化有赖脾气的运化转输，脾气散精，上归于肺，脾失健运则水不归肺，肺失肃降则水道不利而病癃。治当责之脾胃，以燥脾健胃为常法。治以苍术、白术、茯苓、半夏之类。

（3）滋肾涤热

肾主水液而司二便，与膀胱相表里。体内水液的分布和排泄，主要依靠肾的气化作用，气化功能正常则开阖有度。对于下焦湿热壅滞，肾燥而气化功能失常膀胱不利者，李中梓常涤热燥湿，使水热不致互结，并兼以滋肾养阴，以防热伤肾水。当以黄柏、知母、茯苓、泽泻、通草之类滋肾涤热。

案例

孝廉俞彦直，修府志劳神，忽然如丧神守，小便不通。余诊之曰：寸微而尺鼓，是水涸而神伤也。用地黄、知母各二钱，人参、丹参各三钱，茯苓一钱五分，黄柏一钱，二剂稍减，十剂而安。（《医宗必读·小便闭癃》）

按语：病人小便不通，脉象寸微尺鼓，是属湿热壅滞下焦之证，故李中梓用涤热滋肾之法治之，得以获效。

（4）淡渗分利

因小肠分清泌浊功能失常，湿阻清阳，气不化津，水液内渗大肠，甚者泄泻不止，州都因而燥竭，致无液可贮，无溲可出，宜淡渗分利，以通利小肠，复其气化之职，自然水走膀胱，而小便自利，宜用茯苓、猪苓、通草、泽泻之品淡渗分利。

（5）疏理气机

《素问·宣明五气》云："膀胱不利为癃，不约为遗溺。"气机流畅，气化方行，七情内伤，气机郁滞，肝失疏泄，影响三焦水液之气化，致使水道通畅受阻，小便不通或通而不畅，宜以枳壳、木通、橘红疏理气机。

案例

先兄念山，谪官浙江按察，郁怒之余，又当盛夏，小便不通，气高而喘。以自知医，服胃苓汤四帖不效。余曰：六脉见结，此气滞也。但用枳壳八钱、生姜五片，急火煎服。一剂稍通，四剂霍然矣。（《医宗必读·小便闭癃》）

按语：肝气郁结导致膀胱气化不利，而小便不通，治当顺气为宜，故李中梓重用宽中下气、苦辛微寒的枳壳为君，佐以生姜之辛通，辛开苦降，一剂稍通，四剂霍然，可谓气机流畅，气化方行，水道自然畅通。

（6）苦寒清热

实热内蕴，以致膀胱气化受阻，治疗若非纯阴之剂，则热终不得清而阳无以化，溲亦不得利。因此，此症李中梓必兼苦寒之品，并以三焦论治。上焦热者，用山栀、黄芩；中焦热者，用黄连、芍药；下焦热者，用黄柏、知母。

（7）温补脾肾

癃闭一症，溺溲不出，水邪内侵，每致侮脾土而克命火，故非温肾扶土不可。久病体弱，脾气不升，浊阴难以下降，宜用补中益气汤，气虚宜用独参汤；肾阳不足，命门火衰，膀胱气化无权，而尿不能出，宜用金匮肾气丸治之，以温阳益气，补肾利尿。

（8）行瘀散结

瘀血阻塞而小便闭，宜行瘀散结，清利水道，用牛膝、桃仁治之。若兼血虚，面色不华，宜用芎归汤养血。

2. 常用方剂

八正散、五苓散、通心饮、木通汤、牛膝汤、金匮肾气丸、琥珀散、利气散、参芪汤、清肺散、滋肾汤、滋肾化气汤、滑石散等。

洗方：治胞转小便闭。先用良姜五钱，葱头二十一枚，紫苏二两煎汤，密室内熏洗小腹、外肾、肛门，留汤再添。蘸绵洗，以手抚脐下，拭干。被中仰坐，垂脚自舒其气。次用蜀葵子二钱半，赤茯苓、赤芍药、白芍药各五钱，每服三钱，煎取清汁，调苏合丸三丸，并研细青盐五分，食前温服。又法：炒盐半斤，囊盛，熨小腹。

葱熨法：治小便闭，小肠胀，不急治，杀人。用葱白三斤，细切炒热，绢包分二袋，更替熨脐下即通。又法：以自爪甲烧灰，水服。

涂脐方：治小便不通。大蒜独颗者一枚，栀子七枚，盐花少许，上捣烂，摊绵纸上贴脐，良久即通，未通，涂阴囊上立通。又法：治小便闭，垂死者神效。桃枝、柳枝、木通、川椒、白矾（枯）各一两，葱白七个，灯心一握，水三十碗，煎至十五碗，用瓷瓶热盛一半药汁，熏外肾，周回以被围绕，不令外风得入，良久便通如赤豆汁，若冷即易之，其效大奇。

（十一）便秘

1. 病因病机

李中梓认为，大便秘结不通虽症状不尽相同，均可用津液枯干来总结。导致大便秘结不通的原因是饥饱劳役，损伤胃气，以及过于食用辛热厚味，则火邪伏于血中，致使真阴耗散，津液亏少。另外，年老气虚，津液不足者，亦会大便不通。

2. 辨治

大便不通有胃实、胃虚、热秘、冷秘、风秘、气秘之分。胃实而秘者，症见饮食佳，小便赤，治宜麻仁丸、七宣丸之类。胃虚而秘者，症见不能饮食，小便清利，治宜厚朴汤。热秘者，症见面赤身热，六脉数实，肠胃胀闷，时欲得冷，或口舌生疮，治宜四顺清凉饮、润肠丸、木香槟榔丸，实者承气汤。冷秘者，症见面白或黑，六脉沉迟，小便清白，喜热恶冷，治宜藿香正气散加官桂、枳壳，吞半硫丸。气秘者，气不升降，谷气不行，症见其人多噫，治宜苏子降气汤加枳壳、吞养正丹；未效，佐以木香槟榔丸。风秘者，风搏肺脏，传于大肠，治宜小续命汤去附子，倍芍药，加竹沥，吞润肺丸，或活血润肺丸。另外，老年人津液干枯、妇人产后亡血、发汗利小便、病后血气未复，皆能使人大便秘结，法当补养气血，使津液生则自通，可用八珍汤加苏子、广橘红、杏仁、苁蓉，倍用当归。

另外，李中梓还指明一些特殊的秘证。如病证虽属阴寒，而脉实微躁，宜温暖药中略加苦寒，以去热躁，躁止即止。如阴躁欲坐井中者，两尺按之必虚，或沉细而迟，可煎理中汤，待其极净冷方服；或服药不应，不敢用峻猛之药者，宜用蜜煎。用盐五分，皂角末五分，再加入蜜煎服，效果更快。冷秘者，可用酱生姜导之；或于蜜煎中加草乌头末。有热者，可用猪胆汁导之。久虚者，如常饮食法煮猪血脏汤，加酥食之，血仍润血，脏仍润脏。并指出临证时不能一见大便不通，不加辨证就妄加硝黄巴丑。

3. 常用方剂

麻仁丸、七宣丸、厚朴汤、润肠丸、四顺清凉饮、木香槟榔丸、大承气汤、藿香正气散、苏子降气汤、半硫丸、益血润肠丸、穿结药等。

案例

少宰蒋恬庵，服五加皮酒，遂患大便秘结，四日以来，腹中胀闷，服大黄一钱，通后复结。余曰：肾气衰少，津液不充，误行疏利，是助其燥矣。以六味丸煎成，加人乳一钟，白蜜五钱，三剂后即通，十日而康复矣。（《医宗必读·大便不通》）

文学顾以贞，素有风疾，大便秘结，经年不愈，始来求治。余曰：此名风秘，治风须治血，乃大法也。用十全大补汤加秦艽、麻仁、杏仁、防风、煨皂角仁，半月而效，三月以后永不复患。以手书谢曰：不肖道力，僻处穷乡，日与庸人为伍，一旦婴非常之疾，困苦经年，靡剂不尝，反深沉痼。遂不远百里，就治神良，乍聆指教，肺腑快然，及饮佳方，如臭味之投，百日以来，沉疴顿释，今幸生归矣。凡仰事俯育，俦非意外之庆，则俦非台翁之赐哉！全家额首，尸祝湛恩，乞附名案之尾，以志感悚，幸甚。(《医宗必读·大便不通》)

按语： 两则医案均为大便不通，一则医案为肾气衰少，津液不充所致，故用六味丸补益肾气，二则医案为风秘，李中梓根据"治风须治血"的原则，遂在十全大补汤基础上加入祛风药物，立效。

（十二）痰饮

稠浊者为痰，清稀者为饮。

1. 病机

李中梓认为，痰饮皆因湿土为害，亦与脾胃关系密切。脾为生痰之源。脾土虚湿，从而影响脾胃的升清降浊，使清者难升，浊者难降，气机壅滞，瘀而成痰。

2. 治疗原则

李中梓认为，五痰五饮，证各不同，但无论哪种痰饮，治疗脾胃尤为重要。治痰先补脾，脾复健运之常，则痰自化。所以，治痰必须治脾胃。痰饮与脾肺二脏关系密切，脾为湿土，喜温燥而恶寒润，故二术、星、夏为要药；肺为燥金，喜凉润而恶温燥，故二母、二冬、地黄、桔梗为要药。

3. 痰饮类型及治法

痰有湿痰、燥痰、风痰、热痰、寒痰五种。在脾经者名曰湿痰，其症状表现为脉缓面黄，肢体沉重，嗜卧不收，腹胀食滞，其痰滑而易出；其治疗时可用二陈汤、白术丸，夹虚者用六君子汤，酒伤者用白蔻、干葛，夹食者用保和丸，夹暑者用清暑丸，惊者用妙应丸。在肺经者名曰燥痰，又名气痰，其症状表现为脉涩面白，气上喘促，洒淅寒热，悲愁不乐，其痰涩而难出；治疗时可用利金汤、润肺饮。在肝经者名曰风痰，其症状表现为脉弦面青，四肢满闷，便溺秘涩，时有躁怒，其痰青而多泡，治疗时可用水煮金花丸、防风丸、川芎丸。在心经者名曰热痰，其症状表现为脉洪面赤，烦热心痛，口干唇燥，时多喜笑，其痰坚而成块；热痰在治疗时可用小黄丸、天黄汤。在肾经者名曰寒痰，其症状表现为脉沉面黑，小便急痛，足寒而逆，心多恐怖，其痰有黑点而多稀；治疗时可用姜桂丸、八味丸、胡椒理中丸。

饮有痰饮、悬饮、溢饮、支饮、伏饮五种。若病人素盛今瘦，水走肠间，辘辘有声，名曰痰饮，症多见心下冷极，治疗时以温药和之，可用桂苓术甘汤。若饮后水流在胁下，咳吐引痛，名曰悬饮，可用十枣汤下之。若饮水流于四肢，当汗不汗，身体疼重，名曰溢饮，可用大青龙汤汗之。若咳逆倚息，短气不得卧，其形如肿，名曰支饮，可用五苓散、泽泻汤利之。若膈满呕吐，喘咳寒热，腰背痛，目泪出，其人振振恶寒，身瞤惕者，名曰伏饮，可用倍术丸。更有一种，非痰非饮，时吐白沫，不甚稠黏，此脾虚不能约束津液，故涎沫自出，宜用六君子汤加益智仁以摄之。

4. 常用方剂

白术丸、二陈汤、六君子汤、理中化痰丸、八味丸、导痰汤、保和丸、消暑丸、妙应丸、新制利金汤、新制润肺饮、防风丸、水煮金花丸、川芎丸、小黄丸、天黄汤、胡椒理中丸、桂苓术甘汤、大青龙汤、滚痰丸、清气化痰丸等。

案例

刑部主政徐凌如，劳且怒后，神气昏倦，汗出如浴，语言错乱，危困之极，迎余疗之。诊其脉大而滑且软，此气虚有痰也。用补中益气汤料，并四帖为一剂，用参至一两，加熟附子一钱，熟半夏三钱，四日而稍苏，更以六君子加姜汁一钟，服数日，兼进八味丸，调理两月而康。(《医宗必读·痰饮》)

郡侯王敬如，患痰嗽，辄服清气化痰丸，渐至气促不能食。余曰：高年脾土不足，故有是证，若服前丸，则脾土益虚矣。投以六君子汤，加煨姜三钱、益智一钱五分，十剂而痰清。更以前方炼蜜为丸，约服一斤，饮食乃进。(《医宗必读·痰饮》)

文学朱文哉，遍体如虫螫，口舌糜烂，朝起必见二鬼，执盘飧以献，向余恸哭曰：余年未满三十，高堂有垂白之亲，二鬼旦暮相侵，决无生理。倘邀如天之力，得以不死，即今日之秦越人矣。遂叩头流血。余诊其寸脉乍大乍小，意其为鬼祟，细察两关，弦滑且大，遂断定为痰饮之疴。投滚痰丸三钱，虽微有所下，而病患如旧，更以小胃丹二钱与之，复下痰积及水十余碗，遍体之痛减半。至明早，鬼亦不见矣。更以人参三钱、白术二钱煎汤，服小胃丸三钱，大泻十余行，约有二十碗，病若失矣。乃以六君子为丸，服四斤而痊。(《医宗必读·痰饮》)

按语：此三则均为痰证。痰为患，临证表现多样，可影响神志。李中梓在治痰时提出，治痰不理脾胃，非其治也。在上述医案中，其均从补脾益气角度用药，效果佳。

（十三）痹

1. 病因病机

李中梓在论痹时秉承《内经》论痹的理论，认为痹证的发生，四时之令，皆能为邪，五脏之气，各能受病，六气之中，风寒湿居其半，并非偏受一气而受病，风寒湿杂至而为痹。

2. 脉候

大而涩为痹，脉急亦为痹。肺脉微为肺痹；心脉微为心痹；右寸沉而迟涩为皮痹；左寸急不流利为血痹；右关脉举按皆无力而涩为肉痹；左关弦紧而数，浮沉有力为筋痹。

3. 痹证类型及治法

（1）行痹、痛痹和着痹

由于风寒湿三气杂至合而为痹，其中风邪较胜者为行痹，寒邪较胜者为痛痹，湿邪较胜者为着痹。行痹的症状为痛无定处，俗名"流火"，又名"走注痛""鬼箭风"。行痹的治疗，以散风为主，佐以御寒利湿，并参以补血之剂，因治风先治血，血行风自灭。宜防风、羌活、葛根、秦艽、桂枝、杏仁、赤茯苓、当归、黄芩、甘草、生姜，煎和酒服。痛痹的症状为痛有定处，或四肢挛、关节肿，又名"痛风"。痛痹的治疗，以散寒为主，佐以疏风燥湿，并参以补火之剂，一定要用大辛大温的药物，方可去其凝寒。宜加减五积散，白芷、茯苓、半夏、芎、归、甘、桔、麻、枝、芍、苍、姜、朴煎服；或四物汤加桂枝、干姜、麻、苍、芷、壳、姜、黄、陈、秦。着痹的症状为麻木不仁。着痹的治疗，以湿为主，佐以祛风解寒，并参以补脾补气之剂，因土强可以胜湿，气足则自无顽麻之证。宜苍、芷、麻、防、芎、归、芍、草、桑皮、官桂、赤茯苓。

（2）五体痹、五脏痹、六腑痹

皮肉筋骨脉，是谓五体，五体各有五脏之合，与五脏有对应关系。当痹邪侵袭人体时，首先受邪的是在外的五体，五体痹久而不愈，则进一步内传，各困其合而内合于脏，形成五脏痹。痹邪在外，往往祛之较易，一旦入脏，则攻之较难。治外者散邪为亟，治脏者养正为先。不同痹证的具体情况和治疗为：筋痹，即风痹，症见疼痛部位游行不定，上下左右，随其虚邪，与血气相搏，聚于关节，或赤或肿，筋脉弛纵，治宜防风汤，亦可选用如意通圣散、桂心散、没药散、虎骨丸、十生丹、一粒金丹、乳香应痛丸。脉痹，即热痹，其病因病机多为脏腑移热，复遇外邪，客搏经络，留而不行，症见肌肉热极，唇口反裂，皮肤变色，治宜升麻汤。肌痹，即着痹、湿痹，症见疼痛部位留而不移，汗多，四肢缓弱，皮肤不仁，精神昏塞，治宜神效黄芪汤。皮痹，邪在皮毛，多形成瘾疹风疮，搔之不痛，治宜疏风养血。骨痹，即寒痹、痛痹，症见痛苦彻心，四肢挛急，关节浮肿，治宜五积散。肠痹，症见数饮而小便不通，气滞喘泄，治宜五苓散加桑皮、木通、麦门冬。胞痹，症见少腹膀胱按之内痛，若沃以汤，涩于小便，上为清涕，治宜肾着汤、肾沥汤。杜仲、五加皮、犀角、桔梗、赤芍、木通、桑皮、螵蛸，入羊肾一个，煎服。五脏痹，治宜五痹汤。肝痹加枣仁、柴胡；心痹加远志、茯神、麦门冬、犀角；脾痹加厚朴、枳实、砂仁、神曲；肺痹加半夏、紫菀、杏仁、麻黄；肾痹加独活、官桂、杜仲、牛膝、黄芪、萆薢。

针法：手指拘挛，麻痹掣痛，肩髆酸疼，合谷、中渚、阳池、腕骨、外关、肩髃、肩井、手上廉、曲池、尺泽，以上随症选用。

灸法：膏肓、肩井、肩髃，灸之无有不效。肩背痛不能回顾，此手太阳郁不行，肩贞、肩外俞、肩中俞、肩髃；药用风剂散之。下部足腿膝处冷痹，即俗呼筋寒鹤膝风；阴陵泉宜刺不宜灸；阳陵泉针灸皆宜；环跳、风市选用。

熨法：用好陈醋五大碗，煎沸入葱白一斤，再煮沸去醋，将烂葱白裹患处熨之。

4. 常用方剂

防风汤、如意通圣散、桂心散、小乌犀丸、十生丹、一粒金丹、乳香应痛丸、升麻汤、虎骨丸、没药散、人参益气汤、神效黄芪汤、五积散、五痹汤等。

案例

文学陆文湖，两足麻木，自服活血之剂不效，改服攻痰之剂又不效，经半载后，两手亦木，左胁下有尺许不知痛痒，余曰：此经所谓着痹也。六脉大而无力，气血皆损，用神效黄芪汤，加茯苓、白术、当归、地黄，十剂后小有效，更用十全大补五十余剂始安。(《医宗必读·痹》)

盐贾叶作舟，遍体疼痛，尻髀皆肿，足膝挛急。余曰：此寒伤荣血，筋脉为之引急，《内经》所谓痛痹也。用乌药顺气散七剂而减，更加白术、桂枝。一月而愈。(《医宗必读·痹》)

按语：前则医案为着痹，气血皆损，故用神效黄芪汤加减补气和营健脾，后用十全大补温补肝肾，李中梓在痹的治疗中亦非常重视脾肾。后则医案为痛痹，遂用乌药顺气散加减以疏风顺气，温阳通络。

（十四）痿

手足痿软而无力，百节缓纵而不收，名曰痿。

1. 病因病机

李中梓认为，痿属于重疾。他秉承《内经》认为痿证病本虽五脏各有，而独重太阴肺经的理论，认为痿证在病因方面要尤重肺经，因肺金为清虚之脏，喜润恶燥，居上位而主气化，以行令于一身，最为畏火。如五脏之热火熏蒸则使肺金被克，而肺热叶焦，导致痿证的发生。又因五脏之热火熏蒸，故痿有五脏之殊。但无论何种痿证，手太阴之地未有不伤。李中梓认为，痿证的病因病机有正气自虚，以致湿热拂郁；或者伤于七情及饮食厚味，中焦郁积，淫气不清，湿热乘虚而成痿；或者初感湿痹，郁久成热，气血渐虚而成痿。

2. 治疗原则

李中梓秉承《内经》认为痿证的治法虽诸经各调，而独重阳明胃经的理论，认为痿证的治疗尤重胃经。胃主通降，喜润恶燥，居中位而受水谷，以灌溉于四肢，最为畏木。若肺金为邪气所侵袭，则木无制而侮其所胜，从而使胃土受伤。因此，治法虽有五脏之分，但足阳明之地未有或遗。

如对于湿胜和热胜的治疗，湿胜往往必有脾胃虚湿，脉微而缓弱，治宜人参养胃汤及藿香散；而热胜往往必有内伤之症，脉虚而浮大，治宜四君子、补中益气等加二妙散以渗湿清热，此二者的治疗均遵守《内经》的治痿独取阳明的理论。

3. 痿证类型及治法

根据五脏气热，可分为脉痿、筋痿、肉痿、骨痿、肺热痿。心气热则脉痿，铁粉、银箔、黄连、苦参、龙胆草、石蜜、牛黄、龙齿、秦艽、白鲜皮、牡丹皮、地骨皮、雷丸、犀角之类。肝气热则筋痿，生地黄、天门冬、百合、紫葳、白蒺藜、杜仲、萆薢、菟丝子、川牛膝、防风、黄芩、黄连、木瓜之类。脾气热则肉痿，二术、二陈、参、芪、苓、草、霞天膏之类。肾气热则骨痿，金刚丸，萆薢、杜仲、苁蓉、菟丝等分，用猪肾酒煨，捣糊丸服，牛膝丸、加味四斤丸、煨肾丸。肺热痿，参、芪、天麦门冬、石斛、百合、山药、犀角、通草、桔梗、枯芩、山栀、杏仁、秦艽之类。

夹湿热，健步丸加黄柏、苍术、黄芩或清燥汤。湿痰，二陈、二妙、竹沥、姜汁。血虚，四物汤、二妙散、补阴丸。气虚，四君子汤合二妙散。气血俱虚，十全大补汤。食积，木香槟榔丸。死血，桃仁、红花、蓬术、穿山甲、四物汤。实而有积，三化汤、承气汤，下数十遍而愈。肾肝下虚，补益肝肾丸、神龟滋阴丸、补益丸、虎潜丸。若痿发为夏天，俗称疰夏，其原因有二，一为肾与膀胱，治宜清暑益气汤，一为脾湿伤肾，症见目昏花、耳聋鸣、腰膝无力，治宜当归、生地、桂、附、防己、柴、羌、苦参；或用虎潜丸，熟地、归、芍、知、柏、干姜、陈皮、锁阳、牛膝、龟板、虎骨，加附子，治痿厥如神。

4. 常用方剂

藿香养胃汤、震天膏、金刚丸、牛膝丸、加味四斤丸、煨肾丸、健步丸、虎潜丸、补阴丸、补益肝肾丸、补益丸、神龟滋阴丸等。

案例

太学朱修之，八年痿废，更医累百，毫末无功。一日读余《颐生微论》，千里相招。余诊之，六脉有力，饮食若常，此实热内蒸，心阳独亢，证名脉痿。用承气汤，下六七行，左足便能伸缩。再用大承气，又下十余行，手中可以持物。更用黄连、黄芩各一斤，酒蒸大黄八两，蜜丸，日服四钱，以人参汤送。一月之内，去积滞不可胜数，四肢皆能展舒。余曰：今积滞尽矣，煎三才膏十斤与之，服毕而应酬如故。修之家世金陵，嗣后遂如骨肉，岁时通问馈遗，越十载不懈。（《医宗必读·痿》）

崇明文学倪君俦，四年不能起于床，延余航海治之，简其平日所服，寒凉者十六，补肝肾者十三，诊其脉大而无力，此营卫交虚。以十全大补加秦艽、熟附各一钱，朝服之；夕用八味丸加牛膝、杜仲、远志、草薢、虎骨、龟板、黄柏，温酒送七钱，凡三月而机关利。（《医宗必读·痿》）

按语：此两则医案均为痿证，但在前则医案中，世医多认为痿即为虚证，宜补法治之，但李中梓并未按世医所想，而是通过辨证，病人为实热内蒸，心阳独亢，遂使用大承气汤、黄连、黄芩、大黄，清心火，使邪有出路，后用三才膏益肺脾肾，补气生津。

（十五）邪祟

所谓"邪祟"，是指患者或面黄肌瘦，或昏倦嗜卧，或奇梦惊心，或异症蜂起，或语言错乱，或嗜好失常，或饮食久绝而神色未变，或危笃垂毙而忽尔康强，或妄言祸福而明征不谬，或叫号震击而猛悍非常，或两脉而如出两人，或一脉而浮沉不等，乍疏乍数，乍大乍小，或促或结，或滑或实。

李中梓在《删补颐生微论·邪祟论第十七》中指出，"邪祟"发病机理有二："一则曰：因虚而入，正气虚则阳明之气不足以胜其幽潜。一则曰：因心而客，邪心起则淫乱之神适足以招其类聚。畏惧深则疑似之念大足以惑其心神。"在"邪祟"的治疗上，李中梓认为，此症但以补虚安神为主，祛邪逐祟为佐，有痰者吐之消之，有积者下之攻之，用禁咒灸法以治其外，用正言激论以醒其心，其病可愈。并在《删补颐生微论·邪祟论第十七》文末指出治疗"邪祟"的"灸鬼穴法"："以绢帛缚病人两手大拇指，取艾炷置于其中两介甲及两指角肉，四处着火。一处不着则不验，七壮神效。"

五、临床用药

李中梓论药的内容主要见于以下四部著作，每部各有侧重。其一，为《颐生微论》，卷三载最切要者140种，悉以《本草纲目》为主，减繁去复，独存精要，采集名论，窃附管窥，详加注释。比之《珍珠囊》极其详备。其二，为《（镌补）雷公炮制药性解》，收录335种，李中梓在吸取《神农本草经》《药性论》《丹溪药性》《东垣药性》《仲景全书》等精华的基础上，对药性做了充分的阐述。明代钱允治在药性之下增补《雷公炮炙论》的有关内容，使该书成为一部较为详备的药性、炮制方面的专著。其三，为《医宗必读》卷三、卷四，论药440余种，每药论述了药物的性味、归经、功用、主治、配伍及禁忌等。各药以歌赋体裁写成，便于初学者诵读，并有小字注文予以阐述。其四，为《本草通玄》，载药346种，每药论述药物的性味、归经、功用、主治、配伍、产地、炮制、煎服法、注意事项、禁忌及辨别药物真伪等。李中梓论药精当明晰，切于实用，如其在《医宗必读·本草徵要下》中所云："凡用药者，能随其虚实而变通之，虽寻常品味，必获神功；苟执而泥之，虽有良剂，莫展其长，故学者以格致为亟者。"兹就其用药特点、用药心得等简介如下。

（一）用药特点

1. 择时用药

李中梓擅用药物，以"春温、夏热、秋凉、冬寒"的特点来类比药物的"寒热温凉"药性。《医宗必读·药性合四时论》云："药性之温者，于时为春，所以生万物者也；药性之热者，于时为夏，所以长万物者也；药性之凉者，于时为秋，所以肃万物者也；药性之寒者，于时为冬，所以杀万物者也。"所以，元气不足者，可投以甘温之剂来补，就像阳春一至，生机勃勃，可补养元气；元气不足而至于过极，即"大虚"者，大虚必夹寒，"寒者热之"，治疗时可投以辛热之剂来补，就像时际炎蒸，生气畅遂；热气有余者，"热者寒之"，可投以甘凉之剂清之，就像秋凉一至，溽燔如失；邪气盛满而至于过极者，可投以苦寒之剂泻之，就像时值隆冬，阳气潜藏。李中梓认为，凡是温热之剂，作用均为补虚；凉寒之剂，作用均为泻实。李中梓的这种看法又有些过于绝对。

李中梓不仅以"春温、夏热、秋凉、冬寒"来类比药物"寒热温凉"的药性，还主张随四季的变化规律而择时用药，即遵循因时用药。这也是中医学"因时制宜"的一种体现。春天宜辛温，薄荷、荆芥之类，以顺春升之气；夏天宜辛热，生姜、香薷之类，以顺夏浮之气；长夏宜甘苦辛温，人参、白术、苍术、黄柏之类，以顺化成之气；秋天宜酸凉，芍药、乌梅之类，以顺秋降之气；冬天宜苦寒，黄芩、知母之类，以顺冬沉之气。春宜省酸增甘以养脾气，夏宜省苦增辛以养肺气，长夏宜省甘增咸以养肾气，此防其太过。人与天地相参，人生活在自然界，人的一切活动均要顺应自然界的规律，临证时应用药物亦要遵循自然界"生长化收藏"的规律。如春夏时节，阳气升发，万物茂盛，故临证时宜顺应春生夏长之气使用辛温、辛热之剂；秋冬时节，阳气收敛潜藏，故临证时宜顺应秋收冬藏之气使用酸凉、苦寒之剂。但李中梓亦强调万万不可用药太过，他在《医宗必读·用药须知〈内经〉之法论》中云："用热远热，用寒远寒者，如寒病宜投热药，热病宜投寒药，仅使中病而已，勿过用焉，过用则反为药伤矣。"如春夏时节，阳气升发，理应顺应春生夏长之气使用辛温、辛热之剂，但不宜过用辛温、辛热发散，以免阳气升发太过，耗伤气阴。

2. 师法前贤

李中梓临证用药灵活，非常善于总结前人的用药特点，客观而中肯。例如，他认为张仲景治冬令之严寒，故其用药多用辛温之剂；刘完素治春夏之温热，故其用药多用苦寒之剂；李东垣注重脾胃，用药多以扶脾补气之剂为主，气为阳，主上升，虚者多下陷，故补气药中加升麻、柴胡，升而举之，以象春夏之升；朱丹溪用药多以补气养血之剂为主，血为阴，主下降，虚者多上逆，故补血药中加黄柏、知母，敛而降之，以象秋冬之降。前人所持的学术观点决定其临证用药特点，但并不是说前人用药就仅仅拘泥于此，李中梓在《医宗必读·四大家论》中说："使仲景而当春夏，谅不胶于辛热；守真而值隆冬，决不滞于苦寒；东垣而疗火逆，断不执于升提；丹溪而治脾虚，当不泥于凉润。"这些医学大家用药各自有其特点，但临证往往是根据病人实际的病情处方用药，并非所有病证仅仅用这些药物，但后人往往不善于总结和学习前人的学术思想和用药特点，只抓住片面的学术思想或用药特点大做文章，不根据临证实际情况，临证用药时会造成用药错误，"不善学者，师仲景而过，则偏于峻重。师守真而过，则偏于苦寒。师东垣而过，则偏于升补。师丹溪而过，则偏于清降，譬之侏儒观场，为识者笑"。

3. 辨证用药

当时医林所盛行的用药特点是"喜寒凉，恶温热"，李中梓明确反对这种过于偏颇的用药之风，并在《医宗必读·药性合四时论》中分析了当时的医家"喜寒凉，恶温热"的原因。李中梓认为"物不生于阴而生于阳"，进而强调阳气的重要性。又由于李中梓认为温热药物法春夏主生长而寒凉药物法秋冬主肃杀，故在临证用药时更喜用温热药物。但并不是说李中梓临证就仅用温热药物，他认为："矫其偏者，辄以桂、附为家常茶饮，此惟火衰者宜之，若血气燥热之人，能无助火为害哉？"（《医宗必读·虚痨》）可以看出，李中梓在注重温补的同时又不拘泥于温补，更注重临证时辨证论治，灵活用药。

4. 注重胃气

李中梓非常重视脾胃，认为脾为后天之本，脾主运化，胃主受纳，皆为"仓廪之官"。饮食物经胃的腐熟磨化后，精微物质由脾吸收，脾主运化，通过脾的运化作用将精微物质上输于肺，并通过肺布散于全身，从而在内营养五脏六腑，在外充养四肢百骸。这是脾胃在人生理状态下所起的作用。在临证用药时保护胃气，防止脾胃之气衰败亦非常重要，李中梓在《医宗必读·肾为先天本脾为后天本论》中说："胃气一败，百药难施。"强调胃气的盛衰与否在治病中的重要作用。胃气是指胃之精气，脾胃的生理运化功能，当药物进入体内，要发挥其作用，须依赖胃气行其药力，一旦胃气衰败，则诸药无法发挥药力，病必难治，预后不良。因此，李中梓在临证用药时非常注意胃气的保护和补益，他在谈到"百部"时指出："脾胃虚人须与补药同用，恐伤胃气，又恐滑肠也。"

5. 重视服药方法

李中梓非常重视服药方法，他在《内经知要·治则》中说："服药有疾徐，根梢有升降，气味有缓急，药剂有汤丸膏散，各须合法，无越其度也。"认为药物服用的方法正确与否，对药物疗效能否正常发挥具有很大影响。若能正确服用药物，则能使药物很好地发挥作用，有利于病人康复，如不能正确服用药物，即便处方用药再恰当，也不能很好地发挥疗效，取得预期疗效。例如，病位不同，其服药方法迥异。病在上焦者，先食而后药；病在下焦者，先药而后食；病在上者，不厌频而少；病在下者，不厌顿而多。少服则滋荣于上，多服则峻补于下。上焦药，徐徐服；下焦药，宜急服。再如，药物的剂型不同，服药方法亦不同，凡服膏子药，噙在口，俟其自化而下，不要调汤顿服。再如，药物寒温性质不同，其服药方法亦不同，温热之剂宜冷服，寒凉之剂宜热服。服药方法对中药临证发挥相应的疗效至关重要，但服药方法亦往往为临床所忽视，故李中梓对服药方法的论述对现代临床仍具有很高的参考价值。

案例

浙江太学俞望之，郁热呕吐，余授以方，曰四剂可止。用竹茹、山栀各三钱，陈皮、茯苓各二钱，甘草一钱，煎成加姜汁五匙，和匀热服。望之曰：昨得一方，与此相类，服而不效，何也？余曰：热甚而呕，口有冷气，此火极似水之象，需凉药热饮，方得《素问》之旨。前所服必不甚热耳，第热饮之，必当速愈。已而果验。(《删补颐生微论·医案论第二十三》)

按语：患者郁热呕吐，口有冷气，此火极似水之象，服药时需凉药热饮方起效。

6. 重视剂型炮制及煎药

李中梓非常重视药物的剂型及炮制方法，认为药物的剂型不同、炮制方法不同，所发挥的疗效不同。药物的剂型有丸、散、汤、液，其作用各不相同，如汤剂能荡涤诸邪，散剂能散其结塞，丸剂能缓养正气。但不同的丸剂亦各不同，治下焦，宜大而坚；中焦，次之；上焦，宜小而松。蒸饼稀糊为丸，取易化者；蒸饭面糊为丸者，取迟化者；蜡丸，取其难化者。针对药物的炮制，李中梓认为制药贵得中，不及则无功，太过则损性。炮制药物的程度非常重要，煅则通红，炮则烟气，炒则黄而勿焦，烘与焙同，燥而不黄为恰到好处。在炮制过程中添加的辅料不同，作用亦不同，酒制升提，咸制润下，姜取温散，醋取收敛，便制减其温，蜜制润其燥，壁土取其归中，麦麸资其谷气，酥炙取其易脆。此外，去穰者宽中，抽心者除烦。在煎药时，李中梓注重煎药所用之水，认为中虚者，当用春雨水，取其生生之气；火旺者，宜用冰雪水，取其阴寒下降；气滞血凝痰阻便闭者，宜急流水，取其行而不停；失血遗精溺多便滑者，宜井华水，用清早初汲，取其凝结而不流；吐逆喘嗽胀满者，宜东流水，取其顺下；阴不升阳不降者，宜甘澜水以调之。就煎药的器皿，李中梓认为宜银瓦器，忌铜铁器。且在煎药时，要谨慎看守，务须清洁，水用新汲。煎药时间上，补药须封固，文火细煎，利药须露顶，武火速煎。

案例

抚台周洱如，伤于怫郁，胀满喘嗽，多药愈肿，卧床不起，粥饮一杯。余曰：左寸大而滑，右关弱而沉，法当参、附。门人柳子青曰：曾服参喘急，服附烦焦矣。余以秋石制人参，黄连制附子，白蔻制白术，薄荷制橘红，沉香末佐之，另以通草、茯苓各一两，煎液二碗。投药煎成，加姜汁半酒钟，和匀热服，更以红铅、煅鼠粪、乌、附、冰、麝，蒸其脐，小便如泉涌。治五日而肿胀减十之七，进饭一碗。又十日而肉食，精神焕发矣。会部院索钱谷舟楫，乃昼夜草文，忧劳靡宁，三日而前疴复作。脉数大无伦，按之则了不可见，是根本败坏，虚阳上亢之象也，且春杪如得夏脉，因辞不治，果于午月殁。(《里中医案》)

按语：本案患者胀满喘嗽，李中梓诊之，认为当用参、附。但此患者曾用参喘急，服附烦焦，故李中梓将人参、附子分别用秋石、黄连炮制，从而缓解药物的燥热之性，使药为己用。

（二）用药心得

李中梓临床经验丰富，其在具体药物的应用方面很有心得。兹举例如下。

1. 豨莶草

豨莶草祛风通络，化湿活血，古有补益之说。李中梓在《雷公炮制药性解·草部下》中亦认为豨莶草"久服大能补益"。后来李中梓通过自身实践，证明此说是错误的。李中梓认为，豨莶草为苦寒之品，且有毒，令人吐，以为生寒熟温，或许有理，但以为生泻熟补，则让人不敢尽信，哪里有苦寒搜风之剂，一经蒸煮之后，便会有补益之功？"世俗以慎微《本草》誉之太过"，后世诸多医家遂误认为豨莶草为风家至宝。李中梓少时亦如此认为，待自己临证应用时，久用无功，始知不可尽信方书。

2. 半夏

半夏辛温有毒，能燥湿和中，消痰止嗽，开胃健脾，止呕定吐，消痈堕胎。李中梓在《本草通玄·草部》中说："俗以半夏有毒，用贝母代之。不知贝母寒润，治肺家燥痰之药。半夏温燥，治脾胃湿痰之药。二者天渊，何可代乎？"又说："俗以半夏为燥，误矣。湿去则土燥，则痰涎不生，非其性燥也。惟阴虚劳损，非湿热之邪而用之，是重竭其津液，医之咎也，岂药之罪哉？愚谓同苍术、茯苓则治湿痰；同栝楼、黄芩则治热痰；同南星、前胡则治风痰；用芥子、姜汁则治寒痰；惟治燥痰但宜以贝母、栝楼，非半夏所司也。半夏主治颇多，总是去湿健脾之力，苟无湿症，与半夏不相蒙也。古人半夏有三禁：谓汗家、渴家、血家，以其行湿利窍耳。"《医宗必读·本草徵要上》说："故寒痰、湿痰、风痰、食积痰、肾虚泛为痰，均非贝母所司也。"

3. 大黄

大黄苦寒，泻热通肠，破积行瘀，有将军之号。李中梓在《本草通玄·草部》中说道："本血分之药，若在气分用之，未免诛伐太过矣……凡病在气分，胃虚血虚，胎前产后，并勿轻用，其性苦寒，能伤气耗血也。欲下行者，必生用之。若邪在上者，必须酒服引上至高，祛热而下也。"大黄虽有拨乱反正的功效，但此药峻剂猛烈，长驱直捣，如果不是血分热结，六脉沉实之证，切不可使用此药推荡峻下。吐血亦可用大黄，李中梓在

《病机沙篆·虚劳》中说道："吐血之初，多宜大黄下之。夫血以下行为顺，上行为逆，盖因曲而为直也。然又曰亡血虚家，切禁下之，何也？宜下者，下于畜妄之初。禁下者，禁于亡失之后。不可不明辨也。"

4. 附子

附子辛热有毒，通十二经，无所不至。具有暖脾胃而驱寒湿，补命门而救阳虚的作用，李中梓在《本草通玄·草部》中说："予每遇大虚之候，参、术无用，必加附子，便得神充食进。若阴虚阳旺，形瘦，脉数者，不可轻投。附子，以蹲坐正节角少，重一两者佳。形不正而伤缺风皴者，不堪用也。"

5. 知母

知母苦寒，为肾经本药，兼能清肺。但知母多服会令人泄泻，令人减食。只有实火燔灼之证，方可暂用。若将知母施之于虚损之人，则会使病情益重。李中梓在《本草通玄草部》中说："盖苦寒之味行天地肃杀之令，非长养万物者也。今世未明斯义，误以为滋阴上剂，劳瘵神丹，因而夭枉者不可胜数。予故特表而出之，永为鉴戒。"他在《医宗必读·本草徵要上》中提到知母的使用禁忌："知母性寒，不宜多服，近世理痨，尊为上品，往往致泄泻而毙。故肾虚阳痿，脾虚溏泄，不思食，不化食者，皆不可用。"并在《本草通玄·用药机要》中指出当时医者在使用知母等药物时的错误方法："每见俗医，疗虚热之症，往往四物主之，或兼知柏芩连而投之，遂使脾土受伤，上呕下泄，至死不悟，良可悲也？"

6. 常山

常山苦寒，有小毒，截疟如神，但有呕吐的副作用，故使用常山时要注意方法。李中梓在《本草通玄·草部》中说："常山劫痰疗疟，无他药可比，须在发散表邪之后，用之得宜，立建神功……殊不知常山发吐，惟生用与多用为然，为甘草同行，则亦必吐。若酒浸炒透，但用钱许，余每用必建奇功，未有见其或吐者也……酒浸一宿，切薄片，慢炙，久炒，形如鸡骨者良。"

7. 斑蝥

斑蝥有大毒，李中梓在《（镌补）雷公炮制药性解·虫鱼部》中记载了服斑蝥中毒死亡的情况："斑蝥入腹，有开山凿岭之势，最称猛烈，故辄致腹痛不可忍。余见里中一壮年患痞疾，服斑蝥数剂，初则大泻不止，烦闷欲绝，继则二便来红，三日而死。"

8. 硫黄

硫黄咸热有毒，主命门火衰，阳气暴绝，阴症伤寒，阳道痿弱，老人虚秘，妇人血结，虚人寒利，心腹积聚。李中梓认为硫黄可"益命门之火，热而不燥，能润肠结，亦救危神剂。故养正丹用之，常收起死之功。"他在《本草通玄·金石部》中说明其使用方法并举医案："绢袋盛碱水煮三日夜，取出清水漂净用。畏细辛、醋、诸血。土硫，止可人疮科，不堪服饵。壬子秋，余应试。北雍有值孝廉张抱赤，久荒于色，腹满如斗。参汤送金匮丸，小便稍利，满亦差减。越旬日而满如故，肢体厥逆，仍投前丸，竟无裨也。举家哀乱，惟治终事。抱赤泣而告曰：若可救我，当终其身父事之。余曰：即不敢保万全，然饵金液丹至数十粒，尚有生理。抱赤连服百粒，小便遄行，满消食进，更以补中、八味并进，遂获痊安。"

9. 黄连

黄连苦寒，入心，为治火之主药。可泻心火而除痞满，疗痢疾而止腹痛，清肝胆而明耳目，祛湿热而理疮疡，利水道而厚肠胃，去心窍之恶血，消心积之伏梁。李中梓对于苦寒药物的使用非常谨慎，他在《本草通玄·草部》中说："愚谓大苦大寒，行隆冬肃杀之令，譬如圣世不废刑威，虽不得已而后敢用。若概施之，则暴虐甚而德意穷，民不堪命矣。喜用寒凉者，尚其戒诸。"并在不同病证的使用过程中非常重视炮制方法："清心火者，生用；清肝胆火者，吴萸拌炒。上焦之火宜酒炒，下焦之火宜咸水炒。中焦之火宜姜汁炒。盖辛热能制其苦寒，咸润能制其燥耳。"(《本草通玄·草部》)

10. 人参

人参味甘，微温，李中梓认为，"人参能理一切虚证，气虚者固无论矣，血虚者亦不可缺。无阳则阴无以生"(《医宗必读·本草徵要上》)。"人参职专补气，而肺为主气之脏，故独入肺经也。肺家气旺，则心、脾、肝、肾四脏之气皆旺，故补益之功独魁群草。凡人元气虚衰，譬如令际严冬，黯然肃杀，必阳春布德而后万物发生。人参气味温和，合天地春生之德，故能回元气于无何有之乡"。当时世人认为参能助火，故在使用人参时多拘泥此说，畏参如螫，甘受苦寒。李中梓非常善用人参，他针对这种情况在《本草通玄·草部》中指出使用人参的宜忌："若失肾水不足，虚火上炎乃刑金之火，正当以人参救肺，何忌之有？"又说："肺家经有火，右手独见实脉者，不可骤用。即不得已用之，必须咸水焙过，秋石更良。盖咸能润下，且参畏卤咸故也。"并在《本草通玄·草部》中指出人参的使用妙处："痰在胸膈，以人参、藜芦同用而取涌越，是激其怒性也。是皆精微妙奥，非达权者不能知。少用则壅滞，多用则宣通。"

11. 桔梗

桔梗苦辛，性平，入肺经。"为舟楫之剂，引诸药上至高之分以成功，肺经要药也"(《医宗必读·本草徵要上》)。所以，桔梗的主治为"肺金称职，则清肃下行，故能利膈下气，散痞满，治胸胁痛；破血结，消痰涎，理喘咳，疗肺痈，排脓血；清上焦热，凡头目、咽喉、口鼻诸症，一切主之"(《本草通玄·草部》)。鉴于桔梗的这些功用，世人在认识桔梗时往往认为其为上升之剂，李中梓则在《本草通玄·草部》中予以纠正："按桔梗之用，惟其上入肺经，肺为主气之脏，故能使诸气下降。世俗泥为上升之剂，不能下行，失其用矣。"

12. 香附

香附辛甘微苦，可利三焦，开六郁，消痰食，散风寒，行血气，止诸痛，被尊为女科圣药，应用广泛。李中梓认为世人对香附的认识有误，世人多认为香附为女科圣药，宜女不宜男，而他在《本草通玄·草部》中引用诸书之学说，皆认为香附有益气之功，"而俗有耗气之说，宜于女人不宜于男子者，非矣"。并在《雷公炮制药性解》中说："惟气实而血不大虚者宜之，不然，损其气，燥其血，愈致其疾。惜乎未有发明，而世俗多受女科圣药一句之累矣。性燥，故便制以润之；性散，故醋制以敛之。"

13. 紫草

紫草味甘气寒，入心包络及肝经，血分药也。其凉血和血，清解疮疡，宣发痘疹，通大小肠。李中梓认为，紫草的作用专以凉血为主，其性凉而不凝，为痘家血热之要药，如若痘疹毒盛，毒盛则血热，血热则干糊而不发越，此时使用紫草凉血，则血行而毒出。但"世俗未明此旨，误认为宣发之品，非矣。其性凉润，便闭者乃为相宜。若大便利者，不可多用。"（《本草通玄·草部》）

14. 香薷

香薷辛温，入肺，可发散暑邪，通利小便，定霍乱，散水肿。如纳凉饮冷，阳气为阴邪所遏，以致恶寒发热、头痛、烦渴，或霍乱吐泻之证，非常适合使用香薷。但"世医治暑，概用香薷，殊不知香薷为辛温发散之剂……若劳役伤暑，汗多烦喘，必用清暑益气汤。如大热大渴，人参白虎汤，以泻火益元。若用香薷，是重虚其表，反助其热矣。今人不知暑伤元气，概用香薷代茶，不亦误乎？"（《本草通玄·草部》）

15. 泽泻

泽泻甘咸微寒，入肾与、膀胱二经，可利水道，通小便，补虚损，理脚气。李中梓认为，泽泻善泻，并纠前人之误："古称补虚者，误矣"（《医宗必读·本草徵要上》）。而前人在论及泽泻一药时争议颇多，如"《本经》云：久服明目，而扁鹊云多服病眼"，针对这一矛盾情况，李中梓解释道："盖水道利，则邪火不干空窍，故云明目。水道过于利，则肾气虚，故云病眼。"又如"《别录》称其止遗泄，而寇氏谓泄精者不敢用"，针对这一矛盾情况，李中梓解释道："盖相火妄动而遗泄者，得泽泻清之，而精自藏。气虚下陷而精滑者，得泽泻降之，而精愈滑矣。"李中梓认为泽泻在使用过程中要灵活："夫一药也，一症也，而或禁或取，变化殊途，自非博洽而神明者，未免对症而疑，临症而眩。若格于理者，变变化化而不离乎宗。"（均出自《本草通玄·草部》）

16. 巴豆

巴豆辛热，可祛脏腑停寒，破坚积痰癖，开通闭塞，疏利水谷，破血排脓，杀虫避鬼。巴豆阳刚雄猛，故善治气血未衰，积邪坚固之证。而老羸衰弱之人，则不能轻易妄投。巴豆、大黄同为攻下之剂，而世人在使用二药时往往未能尽其用，李中梓在《本草通玄·木部》中说："但大黄性冷，腑病多热者宜之。巴豆性热，脏病多寒者宜之。世俗未闻此义，往往以大黄为王道之药，以巴豆为劫霸之品，不亦谬乎！若急治为水谷道路之剂，去皮心膜油，生用。缓治为消坚磨积之药，炒令紫黑用。炒至烟将尽，可以止泻，可以通肠。"

17. 枳壳

枳壳味苦，微寒，破至高之气，除咳逆停痰，助传导之官，消水留胀满。枳实即枳壳之小者。破积有雷厉风行之势，泻痰有冲墙倒壁之威，解伤寒结胸，除心下急痞。前人认为枳壳治高，枳实治下；枳壳主气，枳实主血。但李中梓反对枳壳、枳实治病分上与下、气与血之说，而是指出枳实性急、枳壳性缓，均专主破气，大损真元。

许多药物在内服的同时，还可以通过外用法而治疗疾病。例如，商陆根贴脐，能利小便，消除水肿。大蒜捣涂脐，消下焦水，利二便；贴足心，引火下行，止吐衄。生半夏塞鼻，男左女右，疟疾立止。烧皂角熏面部，可治口眼㖞斜，以逐外邪，再烧乳香熏之，以顺血脉，再酒煎桂枝，取汁一碗，软布浸收，左㖞贴右，右㖞左贴。生姜汁化开摩腰膏，火上烘热后摩腰中，可治老人腰痛、女人带下。牡蛎、干姜取末水调后敷痛处，可治狐疝。

六、自创方剂

李中梓有关方剂的论述，主要见于《医宗必读》《伤寒括要》和《删补颐生微论》三部著作，其中《医宗必读》载方590首，《伤寒括要》载方169首，《删补颐生微论》载99首。又在《删补颐生微论》中单独论及丸方18首、煎方63首、散方12首和膏方6首。每方均论及其主治、具体药物、煎服法，并分析其君臣佐使。李中梓临床常用的方剂，大都可见于其所载的医案中。在《伤寒括要》的列方中，则详述其方义和临床心得。在《删补颐生微论》中，则深入浅出，广征博引，对方剂做了全面的阐释。另外，李中梓新制方剂7首，兹简要介绍如下。

（一）润肺饮

组成：贝母（糯米拌炒）、天花粉各三钱，桔梗一钱，甘草五分，麦门冬（去心）、橘红（去白）、茯苓（去皮）各一钱半，知母七分（酒炒），生地黄二钱半。

煎服法：水二钟，姜三片，煎至七分，食后服。

功效：清热润肺化痰。

临床应用：主治肺经燥痰。症见咳嗽呛急，痰涩难出，咽喉干痛，上气喘促，舌红苔黄，脉弦等。此方的组成即二陈汤去半夏，加贝母、知母、麦冬、生地、桔梗、天花粉诸味，能使肺润气肃，热清痰消，诸症自愈。

（二）利金汤

组成：桔梗（炒）、贝母（姜汁炒）各三钱，陈皮三钱（去白），茯苓二钱，甘草五分，枳壳一钱五分（麸炒）。

煎服法：水二钟，姜三片，煎一钟，不拘时服。

功效：理气化痰。

临床应用：主治气壅之痰，症见痰饮咳嗽，痰涩难出，胸闷不适。此方的组成即二陈汤去半夏，加桔梗、贝母、枳壳。

（三）阴阳攻积丸

组成：吴茱萸（炮）、干姜（炒）、官桂（去皮）、川乌（炮）各一两，黄连（炒）、半夏（洗）、橘红、茯苓、槟榔、厚朴（炒）、枳实（炒）、菖蒲（忌铁）、玄胡索（炒）、人参（去芦）、沉香、琥珀（另研）、桔梗各八分，巴豆霜五钱（另研）。

煎服法：为细末，皂角六两，煎汁，泛为丸，如绿豆大。每服八分，渐加一钱五分，生姜汤送下。

功效：散寒化痰，行气活血，通下散积。

临床应用：主治腹部癥瘕、积聚，疝癖、虫积、痰食，脉沉有力或沉紧，不问阴阳皆效。此方吴茱萸、官桂、川乌、干姜温中散寒；槟榔、厚朴、枳实、沉香下气导滞，消积除痞；半夏、茯苓、橘红、桔梗、菖蒲、皂角化痰理气；人参大补元气；巴豆霜能消腹中癥结；玄胡索、琥珀活血行瘀；黄连苦寒燥湿，可反佐吴茱萸治疗肝胃不和的胃痛泛酸，伍肉桂可治疗心肾不交的失眠，合干姜能止寒性腹痛，一寒一热，互相制约而取效。对于此丸，李中梓在《医宗必读·积聚》中谓："余尝制阴阳两积之剂，药品稍峻，用之有度，补中数日，然后攻伐，不问其积去多少，又与补中，待其神壮则复攻之，屡攻屡补，以平为期。此余独得之诀，百发百中者也。经曰：大积大聚，其可犯也，衰其半而已。故去积及半，纯与甘温调养，使脾气健运，则破残之余积，不攻自走，必欲攻之无余，其不遗人夭殃者鲜矣。"

案例

襄阳郡守于鉴如，在白下时，每酒后腹痛，渐至坚硬，得食辄痛。余诊之曰：脉浮大而长，脾大有积矣。然两尺按之软，不可峻攻。令服四君子汤七日，投以自制攻积丸三钱，但微下。更以四钱服之，下积十余次，皆黑而韧者。察其形不倦，又进四钱，于是腹大痛，而所下甚多。服四君子汤十日，又进丸药四钱，去积三次，又进二钱，而积下遂至六七碗许，脉大而虚，按之关部豁如矣。乃以补中益气调补，一月痊愈。(《医宗必读·积聚》)

按语：本案患者患积聚，但"两尺按之软"，又不可峻攻，故李中梓使用其"补中数日，然后攻伐，不问其积去多少，又与补中……屡攻屡补，以平为期"(《医宗必读·积聚》)的治疗原则，先令服四君子汤补，后服攻积丸下，再服四君子汤补，又服攻积丸下，待积去尽后方用补中益气进行调补，在反复的攻补中，积去尽。

（四）肺痈神汤

组成：桔梗二钱，金银花一钱，薏苡仁五钱，甘草节一钱五分，黄芪（一钱（炒），贝母一钱六分，甜葶苈八分（微炒），陈皮一钱二分，白及一钱。

煎服法：水二钟，姜二片，煎一钟，食后徐徐服。新起加防风一钱，去芪；溃后加人参一钱；久不敛加合欢皮一钱（一名夜合，即槿树花）。

功效：清热解毒，化痰排脓。

临床应用：主治肺痈。症见咳嗽胸痛，咳吐黄稠脓痰，气味腥臭，咽干口燥，脉滑数或实大。方中桔梗、薏苡仁、甘草化痰排脓；金银花清热解毒；贝母、陈皮、葶苈化痰止咳；白芨补肺止血，逐瘀生新；黄芪补中益气，托毒排脓。李中梓自制此方，将此方作为肺痈通治方，认为"肺痈者，痨伤气血，内有积热，外受风寒。胸中满急，隐隐痛，咽干口燥，时出浊唾腥臭，吐脓如米粥者死。脉滑数或实大。凡患者右胁按之必痛，但服此汤，未成即消，已成即溃，已溃即愈。此余新定，屡用屡验者也"。（《医宗必读·虚痨》）

（五）新定清宁膏

组成：麦门冬十两（去心），生地黄十两（酒炒），广橘红三两，桔梗二两，甘草二两，龙眼肉八两。

煎服法：煎成膏。以苡仁八两（淘净，炒热）、川贝母二两（糯米拌炒，米熟去米）、真苏州薄荷净叶五钱，忌火，俱为细末。拌匀煎膏。时时挑置口中噙化。

功效：润肺健脾，止咳化痰。

临床应用：主治痨嗽吐血，干咳痰少，口干舌燥，神疲乏力，食少气短，舌红少苔，脉细数或弱。方中麦冬滋阴润肺；生地滋阴补肾、凉血清热；橘红、桔梗、甘草、川贝止咳化痰；龙眼肉、苡仁健脾；薄荷消食下气。李中梓谓此方"润肺不伤脾，补脾不碍肺……凡劳嗽吐血，必不可缺，极有效验"。（《医宗必读·虚痨》）

（六）新定拯阳理痨汤

组成：黄芪（酒炒）二钱，人参（去芦）二钱，肉桂（去皮）七分，当归（酒炒）一钱五分，白术（土炒）一钱，甘草（酒炒）五分，陈皮（去白）一钱，北五味（打碎）四分。

煎服法：水二钟，姜三片，枣肉二枚，煎一钟服。

功效：健脾益气，养血补肾。

临床应用：治痨伤气耗，倦怠懒言，动作喘乏，表热自汗，心烦，遍身作痛。方中黄芪、人参、白术补气健脾；肉桂温补肾阳；当归补血；五味子敛肺补肾，养心敛汗；陈皮理气开胃；甘草调和诸药。如烦热口干，加生地黄；气浮心乱，加丹参、枣仁；咳嗽加麦门冬；夹湿加茯苓、苍术；脉沉迟，加熟附子；脉数实去桂，加生地黄；胸闷倍陈皮，加桔梗；痰多加半夏、茯苓；泄泻加升麻、柴胡；口渴加干葛。夏月去肉桂，冬月加干姜。

（七）新定拯阴理痨汤

组成：牡丹皮一钱，当归身（酒洗）一钱，麦门冬（去心）一钱，甘草（炙）四分，苡仁三钱，白芍药（酒炒）七分，北五味三分，人参六分，莲子三钱（不去皮），橘红一钱，生地黄二钱（忌铜、铁器，酒、姜汁炒透）。

煎服法：水二钟，枣一枚，煎一钟，分二次徐徐呷之。

功效：滋阴清热，益气养血。

临床应用：治阴虚火动。症见皮寒骨热，食少痰多，咳嗽短气，倦怠焦烦。方中丹皮、麦冬、生地滋阴凉血清热；白芍、当归补血，人参、苡仁、莲子益气健脾；橘红、甘草理气化痰；五味子敛肺补肾。肺脉重按有力者，去人参；有血加阿胶、童便；热盛加地骨皮；泄泻减归、地，加山药、茯苓；倦甚用参三钱。咳者，燥痰也，加贝母、桑皮；嗽者，湿痰也，加半夏、茯苓。不寐加枣仁，汗多亦用。此方能补脾保肺，久服无败胃之虞。

李中梓

后世影响

一、历代评价 🕊

　　李中梓行医四十余年，十分重视研究医学理论，勤于探索，学验兼优，桃李成荫，著作颇丰，流传广泛，影响较大。

　　历代医家对李中梓评价甚多，如与李中梓同时代的明代著名医家王肯堂，对李中梓非常信任且赞赏有加。王肯堂（1549 — 1613），字宇泰，亦字损仲，号损庵，自号念西居士，金坛（今江苏金坛）人。著有《六科证治准绳》120 卷、《医辨》3 卷、《医论》3 卷等多种医书。李中梓比王肯堂小 37 岁，王肯堂是李中梓的前辈，他对李中梓的医术十分信赖，其晚年的脾泄病亦由李中梓用巴豆霜治愈。清代张生甫在《医学达变》中载："王肯堂精医术，年八旬患脾泄，群医咸以年高体虚，辄投滋补，疾愈甚。惟李士材先生视之曰：公体肥多痰，愈补则愈滞，当用迅利药荡涤之，能弗疑乎？王曰：当世知医者惟我与尔，君定方，我服药，又何疑。遂用巴豆霜去油净服，即下痰涎数升，疾顿愈，使拘年高体虚及下多伤阴之说，疾何能瘳。经云：通因通用，信然。"此案还记载在清代毛祥麟的《对山书屋墨余录》中。

　　明代彭孙贻在《脉诀汇辨·序》中称李中梓为"近代之和、扁也"。

　　清代张璐也非常敬重李中梓，在其所撰的《张氏医通》中纂用了《内经知要》《医宗必读》《士材三书》等内容，并邀请李中梓门人沈朗仲、马元仪、尤乘、李延昰等参阅校订。

　　清代薛雪对李中梓的《内经知要》推崇备至。薛雪（1661—1750），字生白，号一瓢，又号槐云道人、磨剑道人、牧牛老朽，江苏吴县人。薛氏早年习儒，诗文俱佳，又善于书画，善拳技。后因其母患湿热之病，遂转医道，技艺日精。薛雪一生为人豪迈而复淡泊，甚为长寿，年 90 岁卒。尽管薛雪并非专一业医者，但他擅长治疗湿热病证，其所著的《湿热条辨》即成传世之作，对温病学贡献很大。曾选辑《内经》经文，撰写《医经原旨》6 卷（1754）。薛雪治学态度非常严谨，他在晚年读到李中梓的《内经知要》，觉得胜过自己所撰的《医经原旨》，赞其重视摄生之道"不事百草而事守一，不尚九候而尚三奇"（《内经知要·道生》），于是对《内经知要》推崇备至，加以校点重刊。1764 年经薛雪重校加按，使《内经知要》更为流行。

清代尤乘在《士材三书·序》中评价《病机沙篆》《诊家正眼》和《本草通玄》时云："明乎虚实、强弱、标本、先后，以施治疗之方，则沙篆备矣；将欲按脉，察色、审声、望气，以知病之所由生，则正眼详矣；将欲辨气、别味，随温凉寒热以攻疾去邪，则通玄要矣。"

清代陈念祖在《医学三字经》中评论李中梓的著作："虽曰浅率，都是守常，初学者所不废也。"

近代谢观在《中国医学源流论》中评价李中梓："明末诸家中，虽无特见而大体平正不颇者，当推李士材。"

《中医历代各家学说》谓其"既能淹取前贤之精华，又有新的创见，为医学的普及与提高做出了较大贡献。他的学术思想及治疗经验，在中医学的发展史中，占有一定地位"。

沪上名医姜春华在《历代中医学家评析》中说："李氏无重大的独特思想见解。从其整个著作看，似乎接近东垣，少偏见，无派别。"又说："李氏淡于名利，崇奉释老之学，并未影响其医学。"

现代学者严世芸在《中医各家学说》中说："李中梓是明末清初在中医理论方面富于创新，在临床实践中善于总结的著名医家。"

现代学者职延广称："李中梓是我国古代医家中执论平正的典范之一。"

上述医家对李中梓的学术评价，都是颇为中肯而恰当的。

二、学派传承

　　明清时代吴中与新安地区医学非常发达，医家众多，从而形成了吴中医学和新安医学两大地域性的医学流派。吴中是苏州的古称，由于李中梓是上海一带人，其主要医事活动多在附近的苏州地区，故李中梓在苏沪一代的影响非常大，属吴中医学流派。据李中梓在《删补颐生微论·自序》当中称："嗣后非不究天人，参禅玄，询国政，未甘擅专门学，而携扶持扶，以请一刀圭者。日且相迫，三吴中遂以长沙氏目相之。"从中可见，李中梓在当时吴中地区的众多医者当中具有重要的地位，当时很多人都愿意跟从其学习医术。李中梓所交往的医家和跟从其习医的门人大多为吴中地区的名医，他的学术思想、医学著作对吴中医学的形成与发展具有较大的影响。

　　李中梓以其雄厚广博的医学理论和丰富的临床实践培养了诸多学生，这些学生很多知名于当时并被史志记载，且一传再传，既形成流派，又不断发展。这些弟子尽得其传，且有著述传世，其中又以吴中地区医家为大多数。李中梓之学，一传沈朗仲，再传马元仪，三传尤在泾，形成了"李士材学派"。

　　李中梓弟子众多，大多来自苏州府、徽州府、松江府、长洲县、绍兴府、杭州府、湖州府、上海县、吴县、华亭县、青浦县等地。据有关资料记载，李中梓的门人有沈颋（字朗仲）、尤乘（字生洲）、董廙（字晋臣）、秦卿胤（字古怀）、蒋示吉（字仲芳）、包时化（字象蕃）、董尔正（字季方）、吴肇广（字约生）、吴肇陵（字君如）、李玄度（字公超）、郭佩兰（字章宜）、许友绪（字名子）、黄寅锡（字清伯）、徐复（字雪凡）、张介福（字受慈）、富日章（字伯含）、朱天定（字道力）、杨时明（字亮生）、董宏度（字君节）、傅持容（字元厚）、徐化鳌（字神诸）、陆智严（字毅生）、李廷杰（字弘雅）、孙三锡（字黄绪）、徐廷圭（字君执）、邵德延（字公远）、陆蓉（字臣如）、朱景旸（字玄宾）、徐以荣（字山友）、吴国奇（字君正）、薛晖（字昙孚）、程懋绩（字介眉）、戴期腾（字景升）、叶挺秀（字天生）、王兆麟（字圣生）、王克劭（字叔云）等人，均得李中梓之传。在李中梓亲属中承其医业者有侄子李果瑛（字朗润）、李延昰（字期叔、辰山）、侄孙李廷芳（字衡伯）、中表刘道深（字公原）。李中梓虽然弟子众多，但他"誓不传之子弟，虑为赵括之续也"。李中梓之子李允恒（字寿臣）虽然曾参与李中梓的医书校阅工作，但未承父业，不以医名。

　　李中梓的诸多弟子中，刘道深、沈朗仲、尤乘、李延昰、蒋示吉尤为出众，这些弟子不仅很好地继承了李中梓的医术和学术思想，而且自己亦著书立说，弘扬传播师说。

　　刘道深，字公原，上海人，是李中梓的表兄弟，从李中梓学医，发愤二年，尽得其秘。刘氏不仅医术出众，心地亦非常善良，凡求治者，无分贵贱必应。曾著有《症脉合参》《医案心印》《伤寒探微》等书，但均佚。其与李中梓一起，并称为上海四大医家之一。

　　沈颐，字朗仲，苏州（今属江苏）人。据《苏州府志》记载，沈朗仲为沈颢之弟，笃嗜中梓之学。崇祯十三年庚辰（1640）沈氏师从李中梓学医，并参加了李中梓的《颐生微论》的删补，于崇祯十五年壬午（1642）《删补颐生微论》完成。李中梓在壬午（1642）四月于飞映阁书写的自序中讲述了删补过程以及本人的感受，他说："庚辰秋，吴门沈子朗仲翩然来归，一握手而莫逆于心，端凝厚藏，慷慨浩直而不漫齿颊，峨然载道之伟器，与语移旦暮，鲜弗神领。《灵枢》诸经典，了然会大意，投药中窾，恚然如庖丁游刃。岂特曰吾道西矣，而邈然弗可量已。于是相与辨几微中，参益损，跻颠极，破偏拘，皇皇登于大道，以俟百世，可以画一，则庶几其快我隐，谢我过焉。嗟乎，吾道之不孤，其有赖于朗仲也乎。"可见中梓与沈氏师生情谊非常深厚，李中梓对沈颐寄予厚望。

沈朗仲著有《病机汇论》18卷存世。《病机汇论》共分为60门，首脉，次证，次治。结合《病机汇论》的内容，我们不难看出，沈氏以《病机汇论》作为书名，主要是在于继承《颐生微论》，其次还是尊重其师李中梓"病固有机，微而实显"的意旨。在《病机汇论》的体例上，沈氏仿丹溪《脉因证治》而精切过之；在内容上，遵其师李中梓《医宗必读》而赅备过之。连其所引用的文献，亦各按内容立标题进行说明，来启其端，展阅时尤为醒目。《病机汇论》引文中的学术思想，大多是根据《医宗必读》，但又有所加深、加广。比如中风，在"脉法"方面采《金匮要略》《脉经》之论；在"论因"方面采刘河间、李东垣、朱丹溪、许叔微、严用和之说；在"论证"方面除刘河间、李东垣、朱丹溪、许叔微、严用和以外，又加以李中梓、张景岳之说；在"论治"方面，在《医宗必读》的基础上，又比《医宗必读》大有增益，共15条，除上列十余位医家之说外，还采用张子和、喻嘉言等医家之说，但在议论方面不脱李中梓家数，特别是其选用方药，《病机汇论》所选的25方中，与《医宗必读》所载方中有17方相同，足以证明其谨守绳墨。此书是对李中梓一派学说继承的最完全的著作，也是对李中梓学说的进一步的发展，同时亦为弘扬、传播李中梓的学术思想做出了很大的贡献。今人徐荣斋先生认为"《病机汇论》是《必读》五至十卷的衍化物，是士材学说的继承；增广部分，则是郎仲学术经验的新创获"。

近人谢利恒在《医学源流论》中说："《病机汇论》十八卷本朗仲所辑，元仪晚年与在泾参订成之……辑前贤方论，皆终于士材，实士材一派之学最完全之书也。"沈朗仲的学术思想主要源于李中梓，但他又与当时的名医喻昌（嘉言）相契合，精于医论。沈氏所撰的《病机汇论》18卷，由其弟子马元仪和再传弟子尤在泾共同参订出版问世。

尤乘，字生洲，号无求子，清初江苏吴县（今江苏苏州）人。尤氏早年习儒，喜欢涉猎医书，其表伯邢层峰为世医，尤氏常往请教，多得指点，后弃儒转而习医。弱冠时拜李中梓为师学医，得其亲授，后遍访良师，并到京师访求名宿学针灸，得针灸之传。曾出任太医院御前侍值，三年后辞官回归故里，与同学蒋仲芳共设诊所，在虎丘悬壶于世，施济针药，求治者甚众。尤氏增补过很多前人医著。尤氏曾将李中梓所撰写的《诊家正眼》《病机沙篆》《本草通玄》进行增补，并将其自己所编撰的专述养生保健的《寿世青编》2 卷附于书后，合编成丛书《士材三书》，并于清康熙六年刊刻问世。此后《士材三书》被历代不断翻刻，《士材三书》现存有 20 多种不同的版本。尤氏还撰有《食治秘方》（1665）、《勿药须知》（1667）、《喉科秘书》（1667），曾增辑考辨贾九如《药品化义》为《药品辨义》3 卷，补辑贾铨《脏腑性鉴》与《药品辨义》合刊为《博物知本》，重辑沈子禄《经络全书》2 卷等。尤氏为弘扬、传播李中梓学说亦有重要贡献。

李延昰（1628—1697），原名彦贞，字我去，后改名延昱，又改字辰山，又字期叔，又称寒村，号漫庵。为李中梓之侄，祖居南汇，后迁居华亭（今上海松江区）。早年习举业，师事同郡举人徐孚远。生逢乱世，随其师徐氏保明抗清，后志不得遂，便随李中梓学医。他医术高明，诊病多能著手成春。又研究缪希雍学术思想及周梅屋《独得编》，深明脉理；并与当世著名医家喻嘉言、张卿子、卢之颐等皆有交往。明亡，曾至桂林投唐王。抗清失败后，遁迹于浙江平湖佑圣观为道士，行医济人以谋生，称西园老人。其为乡人治病，虽远隔百里外也亲自出诊，有求必应，不计报酬，得到酬金也多用来买书自娱，或沽酒待客。李延昰酷好藏书，收集甚丰，家中书橱多至三十架，环置卧榻四边，随手可取。待客不分出身贵贱。平日所好除书以外，唯有一瓢一笠一琴一砚。晚年与嘉兴知医的学者朱彝尊交往密切，得朱赠书数千卷。康熙三十六年（1697）冬十一月，李延昰病重，适逢朱氏来访，拿出所著《崇祯甲申录》《南都旧话录》及《放鹇亭集》书稿交朱刊印。过两日病逝，享年70岁。朱彝尊为他写了《塔铭》，记述李延昰的生平，此文载入《曝书亭集》卷七十八中。李延昰在康熙二年撰《脉诀汇辨》10卷，认为当时广为流传的高阳生《脉诀》谬误颇多，遂汇集古今各家之脉论，集群言之大成，参考70余种脉学文献，结合家学和个人体会，阐述李中梓未尽之意，卷九载李中梓医案57则，刊于清康熙五年。撰成《补撰药用化义》14卷、《脉诀汇辨》10卷，以及《医学口诀》《痘疹全书》《本草谕》《五运六气医案》等医书。还著有野史杂记性质、载有零星医药史料的《南吴旧话录》及诗文《放鹏亭集》等。

蒋示吉，字仲芳，号自了汉，江苏吴县人，清代著名医家。其幼时家境贫寒，尝寄食于舅氏家中，于诵读之暇，间阅方书。著有《山居述》4卷，并就书中"简而要者为主，方随症加减，一症一方，以见其常，加减附论以通其变，编为俚句"，而成《医宗说约》一书。《医宗说约》6卷，摘录《内经》及历代医家论述，结合个人临证经验，分科整理而成，刊于清康熙二年（1663）。卷首为总论，介绍望、闻、问、切四诊，常用药物320种，以及药物配伍宜忌等；卷一、卷二载内科杂病；卷三为伤寒；卷四小儿、妇产科；卷五疡科。各科分症论述，有论有方有歌诀，便于记诵，为医学入门著作，有十余种不同版本，流传较广。《医宗说约》的部分内容脱胎于《医宗必读》，但又有其独特之处，《郑堂读书记》称其"言浅意深，词简法备，使读者不致望洋兴叹，亦守约之一法也"。其书"诊法""本草"部分，多出于《医宗必读》《诊家正眼》等；"伤寒"方面取材于陶节庵的《杀车槌法》，参以李中梓的《伤寒括要》；"杂病"方面编写新颖，时出经验，尤详于疡科。《医宗说约》是一本源于士材学说而又突破士材学说的著作。《医宗说约》一书，为医家所熟悉，但是蒋示吉是李中梓的学生则少人注意。蒋受业于李中梓，虽与朗仲之见于李中梓笔述不同，也不像生洲之编印李中梓遗著，但蒋氏在《医宗说约》卷一"脉法"按语、"治法虚中实"第一附案和卷四"伤寒阴阳毒症"按语中，曾先后三次提到过"先师李士材""士材先师"，这说明蒋氏的学术经验部分于李中梓师传，并不是只是以书名"医宗"两字作为李中梓继承的标志。从这三处称谓，今人徐荣斋先生认为"蒋是私淑于李，亦间常问业于李，可能由李已是晚年，蒋示吉亦知名于时，不欲屈蒋于门墙之列。所以尤乘在《医宗小补》序文中，称示吉为先生而不称同门，亦秉承师意而尊之之义"。尚有《医疗歌括》1卷（清抄本），《望色启微》3卷。

李中梓的学术思想及经验，除了上述门人弟子直接继承外，再传于马元仪。马氏，名俶，字元仪，号卧龙老人，江苏吴县（今江苏苏州）人，为清康熙年间名医。少习儒，后改业医。师事同郡沈朗仲，又曾问业于李中梓、张璐（字路玉，号石顽），还私淑于喻昌（字嘉言，晚号西昌老人），为"多师者"，故马氏的医学造诣，是集多家之大乘，属青出于蓝而胜于蓝者。他为其师沈朗仲校定《病机汇论》18卷时，一如其师沈朗仲协助李中梓删补《颐生微论》时，编校非常认真、精心，并为《病机汇论》中的每一门病类都加上了按语。按语中既有综合、总结师承的内容，又有自己的临床经验，对李中梓的学说起到阐发隐微的作用。如《病机汇论》里马元仪在按语中描述积聚的治法，当时李中梓在《医宗必读》中对积聚治法的描述是根据王肯堂的《证治准绳》分初中末为治，并使用"阴阳攻积丸"攻补交替使用。而《病机汇论》是先引述王肯堂原文，马氏的按语则进一步阐发，从初中末分治中，进而点出攻、消、补三法应随证使用。他指出"攻者，攻击之谓，凡积坚气实者，非攻不能去之"；"消者，消磨之谓，凡积聚不任攻击者，当消而去之"；"补者，调养之谓，凡脾胃不足，虚邪留滞者，但当养其正气……此治积之要法也"。下面还遵照李中梓使用"阴阳攻积丸"的经验，并对病人体质的虚实、采取攻补缓急的方法做了进一步的补充："尤有要者，则在攻补之中，又分缓急之辨。如积聚未久，而正气未损者，当以积聚为急，速攻可也，缓之则足以滋蔓而难图；若积聚既久，而元气受伤者，当以元气为急，缓图可也，急之则适以喜功而生事。此缓急之机，即万全之策也。"临证非常重视甘温和中，益气扶阳。尝云论医不离乎书，亦不执于书，及出面应世，遂觉灵机在我。马氏还编撰有《印机草》（又名《马氏医案》）1卷，收载医案73则，按证分类，初刻附于《病机汇论》之后，医案与《医宗必读》及书中论述的理法方药可以相互印证。书中伤寒类最后录有张石顽有关伤寒的医论数则。此后有周学海的《评点印机草》，收入《周氏医学丛书》中。其弟子姜思吾辑《马师津梁》8卷，现存于世。马氏晚年向佛参禅，传授弟子，其弟子甚众，其中以尤在泾最为出类拔萃，尽得其传。

李中梓医学三传于尤在泾。尤怡（1650—1749），字在泾、饮鹤，号拙吾、饮鹤山人，江苏吴县（江苏苏州）人。尤氏少年家贫，尝在寺院卖字为生，后师从马元仪学医。马氏为当代名医，素负盛名，门生甚多，晚年得尤在泾，极为器重他。据尤氏之孙尤世楠《家传》所述："大父少时学医于马元仪先生，先生负盛名，从游者多，晚年得大父，喜甚，谓其夫人曰：吾今日得一人，胜得千万人矣！"马元仪在《病机汇论·序》中亦云："门人尤子在京（泾），其于《灵》《素》诸书，颇能抉其精微……与余相得甚欢，因与参订《病机汇论》一书，误者正之，缺者补之，是书遂益可观。"尤在泾早年已开始行医，但声名未著，至其晚年诊治技术日趋成熟，为人治病，多见奇效，名声大振。晚年隐居花溪，著书立说。尤在泾性情沉静恬淡，工诗词，不求闻达，淡于名利。因其能诗善文，结识了不少文人学士，在行医之暇，以读书灌花，饲鹤观鱼，著书自娱。尤在泾是积学之士，学习勤奋，博览医书，对仲景著作钻研尤深。《医学读书记·自序》中称："弱冠即喜博涉医学，自轩岐以迄近代诸书，搜览之下，凡有所得，或信或疑，辄笔诸简……"著成《医学读书记》3 卷。上卷校疏《内经》，中卷校疏《伤寒论》，下卷评述各家方证，议论均十分精切，较李中梓之《医宗必读》《颐生微论》等书的论述，有过之而无不及。其书中"方法余论"引李中梓《颐生微论》两则，颇得其神髓；《续记》里"寸口分诊脏腑定位""噎膈反胃之辨"及"泻痢不同"等篇，则是在李中梓之说的基础上更加精切。所撰《金匮要略心典》3 卷（1729）、《伤寒贯珠集》8 卷（1810），为研究仲景学说甚有影响之著作。另撰有《金匮翼》8 卷、《医学读书记》3 卷、《续记》1 卷、《静香楼医案》（又名《医案三十一条》）1 卷、《吴门尤北田在泾氏大方杂证集议》4 集（旧写本）皆存于世。其诗集名《北田诗稿》。

李中梓的学术思想经过其门人、弟子共同努力，特别是经沈朗仲、马元仪、尤在泾继承发扬后，无论在理论研究或临床经验方面，均有进一步的发展。其学术思想从平正不偏发展到精深广博，从内科杂病、伤寒发展到温病，自成一家，风格独立，从而形成了李士材学派。正如《中国医学源流论》所说："明末诸家中，虽无特见而大体平正不颇者，当推李士材……士材之学，一传为沈朗仲，再传为马元仪，三传为尤在泾。"

李中梓在教人授业的过程中能够做到知人善用，教学相长。所以，他的门人一方面能够协助老师著书立说，另一方面也能独立撰写自己的著作。例如，李中梓的《颐生微论》《士材三书》《诊脉要诀》《李士材医案》等书，皆得益于其门人弟子的删补、整理、校订及增辑。而其门人弟子又均有自己撰写的著作，如沈朗仲《病机汇论》《医归》，马元仪《印机草》《证论精微》，尤生洲《食治秘书》《勿药须知》《脏腑性鉴》，蒋示吉《医宗说约》《医意商》《望色启微》，郭佩兰《本草汇》《四诊指南》等。这些著作又进一步丰富了李中梓流派的学术思想，在当时吴中地区医家所撰的医籍中占有很大的比重。另外，李中梓的门人尤生洲、蒋示吉又协助吴又可校订了《温疫论》，而马元仪门人有叶天士、尤在泾，他们二人一个创立温热论治有功，一个阐发仲景经旨得力，更使吴中医学得以进一步的发扬光大。

三、后世发挥

李中梓的著作，涉及经典理论、各家学说、病机诊法、本草药性、内外妇科、针灸养生等方面，内容非常广泛。由于李中梓早年习儒，有很深的文学功底与较强的概括能力，故其著作都具有简明扼要、通俗易懂的特点，可以作为初学者登堂入室的捷径，这在当时可称作是一套最完整的中医教材。因而李中梓的著作在吴中医界广为传诵，并一再翻刻远播。仅《内经知要》《医宗必读》就有数十种版本流传。

后世有医家直接在自己的著作中收录李中梓著作或是直接引用李中梓著作。例如，《伤寒括要》收录于裘庆元刊印于1936年的《珍本医书集成》中。《诊家正眼》为脉学入门之书，清代医家郭元峰的《脉如》亦有取材于本书者。而《张氏医通》《医宗金鉴》《类证治裁》等亦引用李中梓著作中的部分内容，足见其影响之大。至于后世的吴中医家论著中引用李中梓的医论者，更是不胜枚举。

张璐在其《张氏医通·诸气门上》"积聚"篇中引用李中梓《医宗必读》中论"积聚"的部分内容："李士材曰：按积之成也，正气不足，而后邪气踞之。然攻之太急，正气转伤，初、中、末之三法，不可不讲也。初者，病邪初起，正气尚强，邪气尚浅，则任受攻；中者受病渐久，正气较弱，任受且攻且补；末者病根经久，邪气侵凌，正气消残，则任受补。盖积之为义，日积月累，匪伊朝夕，所以去之亦当有渐，太急则伤正气，正伤则不能运化，而邪反固矣。余尝用阴阳攻积丸通治阴阳二积。药品虽峻，用之有度，补中数日，然后攻伐。不问其积去多少，又与补中，待其神壮而复攻之。屡攻屡补，以平为期。"张璐在李中梓治疗积聚的经验基础上，进一步发挥"故去积及半，纯与甘温调养，使脾土健运，则破残之余积，不攻自走，必欲攻之无余。"

张璐在其《张氏医通·诸伤门》"虚损（传尸）"篇中引用李中梓《病机沙篆》中论虚劳的部分内容："李士材病机沙篆云：古称五劳、七伤、六极、二十三蒸，证状繁多，令人眩惑，但能明先天后天二种根本之证，无不痊安。夫人之虚，非气即血，五脏六腑，莫能外焉。而血之源头在乎肾，气之源头在乎脾。"张璐又在李中梓治虚劳的思想基础上，进一步发挥："脾为肺母，肺为生气之宫，故肺气受伤者，必求助于脾土。肾为肝母，肝为藏血之地，故肝血受伤者，必借资于肾水。补肾补脾，法当并行。"并相应地提出了自己的治疗方法："然以甘寒补肾，恐妨肾气。以辛温扶脾，恐妨肾水。须辨缓急而为之施治，或补肾而助以沉香、砂仁，或扶脾而杂以山药、五味，机用不可不活也。"

《医宗金鉴·删补名医方论》中，论及"资生肾气丸"时引用李中梓在《医宗必读》中论"水肿胀满"的理论思想："李中梓曰：经云：诸湿肿满，皆属于脾。又云：其本在肾，其末在肺，皆聚水也。又曰：肾者主水，胃之关也，关门不利，故聚水而从其类也。肿胀之病，诸经虽有，无不由于肺、肾者。盖脾主运行，肺主气化，肾主五液。凡五气所化之液，悉属于肾；五液所行之气，悉属于肺；转输二脏，以制水生金者，悉属于脾。故肿胀不外此三经也。"并在李中梓理论思想的基础上，进一步提出治法及方药："然其治法，有内、外、上、下、虚、实，不可不辨也。在外则肿，越婢汤，小青龙汤证也。在内则胀，十枣丸，神佑丸证也。在上则喘，葶苈大枣汤，防己椒目葶苈大黄丸证也。在下则小便闭，沉香琥珀丸，疏凿饮子证也。此皆治实之法，若夫虚者，实脾饮此方证也。"

现代医家研究李中梓者亦不在少数。其中，还有以李中梓的学术思想研究为主题，或是其中某一思想为主题，或是其治疗某一类疾病的思想研究为主题的硕博士论文。1999 年，中国中医药出版社出版包来发主编的《李中梓医学全书》，详细地呈现了李中梓的现存著作。另有李中梓单本著作的诸多版本。更有研究李中梓学术思想及临床经验的学术论文若干篇，有的从李中梓的学术思想入手，进一步探析如肾为先天本脾为后天本、水火阴阳论、乙癸同源论、不失人情论、医家行方智圆心小胆大论等；有的则在李中梓学术思想的基础上，进一步探析其临证经验，多从某一类疾病入手，如积聚、喘证、泄泻、癃闭、类中风，以及治痰、治疗老年病、医学心理学等，并结合现代医学的发展，进一步总结完善其在临床上的应用。如陈丽平在《李中梓淡渗治泻法的理论依据和运用要点》中应用李中梓"治泻九法"中第一法——"淡渗法"治疗泄泻，指出其作用原理主要是利小便以实大便，主要适用于水湿壅盛、困脾伤中所致的水湿泄泻，并进一步指出运用该法的三个要点：一要明宜忌，淡渗不可妄投，违者气液两伤；二要知分寸，淡渗不可太过，过则津伤阳陷；三要善兼施，淡渗健脾，相辅相成。

　　综上所述，李中梓重视脾肾而提出"肾为先天本，脾为后天本"的学术主张，临证善用脾肾同治之法。其倡"水火阴阳论"，强调水火阴阳相交互济而化生万物，在疾病治疗中主张"补气在补血之先，养阳在滋阴之上"，突出体现阳的思想。临证时要别症知机明治，采取资化源以求其本之法治疗虚实病证，五脏病机辨证中重视"乙癸同源"，并注重养生，重视医风医德。李中梓善于总结辨治大法，反对拘泥成方，提倡"三因制宜"，注重四诊，尤精脉诊，重视医学心理，创制新方七首，精练实用，对临床有重要的指导意义。李中梓一生著作多，所传弟子广，并在后世形成"李士材学派"。李中梓治学撷采众长，平正不颇，临证灵活变通，为明代有成就的医学大家。

李中梓

参考文献

［1］明·李中梓.医宗必读［M］.上海：上海卫生出版社，1957.

［2］明·李中梓.内经知要［M］.北京：人民卫生出版社，1963.

［3］明·李中梓.诊家正眼［M］.上海：上海科学技术出版社，1966.

［4］明·施沛.祖剂［M］.上海：上海古籍书店，1983.

［5］方药中，许家松.黄帝内经素问运气七篇讲解［M］.北京：人民卫生出版社，1984.

［6］刘之谦，王庆文，傅国志.黄帝内经素问吴注评释［M］.北京：中医古籍出版社，1988.

［7］尚志钧.历代中药文献精华［M］.北京：科学技术文献出版社，1989.

［8］金·李杲.脾胃论［M］.沈阳：辽宁科学技术出版社，1997.

［9］包来发.李中梓医学全书［M］.北京：中国中医药出版社，1999.

［10］谢观.中国医学源流论［M］.福州：福建科学技术出版社，2003.

［11］清·张璐.张氏医通［M］.北京：人民卫生出版社，2006.

［12］严世芸.中医各家学说［M］.北京：中国中医药出版社，2007.

［13］清·陈修园.医学三字经［M］.北京：中国中医药出版社，2008.

［14］清·张生甫.张生甫医书合集［M］.天津：天津科学技术出版社，2009.

［15］姜春华.历代中医学家评析［M］.上海：上海科学技术出版社，2010.

［16］清·吴谦.医宗金鉴［M］.北京：中国医药科技出版社，2011.

［17］清·李延昰.脉诀汇辨［M］.海口：海南出版社，2012.

［18］周天寒.李中梓治痰［J］.中医药研究，1987(1)：37-38.

［19］王米渠.李中梓的医学心理学探讨［J］.天津中医学院学报，1987，11（2）：16-19.

［20］李禾.李中梓《医宗必读》明清版本系统考［J］.广州中医学院学报，1988，5（1）：44-47.

［21］来雅庭."后天之本"不在脾当属胃［J］.中医药学报，1988（1）：51-52.

［22］俞宜年.石膏除"寒"巴豆止泻——李中梓两则医案赏析［J］.天津中医，1988（3）：44.

［23］俞宜年.谈李中梓的用药特点［J］.黑龙江中医药，1989（6）：46-48.

［24］李仁述.丹溪学说与明代前期医学思想［J］.中华医史杂志，1990（4）：200-202.

［25］王世彪，张克旭，何天有.试论择时用药及其临床意义［J］.新疆中医药，1990（1）：23-26.

［26］包来发.注重脾肾 自成一派——李中梓治痢用补经验［J］.上海中医药杂志，1990，12：31.

［27］张雅琴.《医家行方智园心小胆大论》浅析［J］.黑龙江中医药，1991（6）：27-28.

［28］魏忠义.我国古代医学伦理思想及其实践［J］.龙岩师专学报，1991，9（2）：77-79.

［29］梅梦英.浅析薛、李二氏的化源论［J］.浙江中医学院学报，1991，15（1）：6-7.

［30］廖伯筠.李中梓贻人口实［J］.中医杂志，1992，33（12）：53-54.

［31］廖志峰，赵川荣，尚宏梅.止泻九法的临床应用［J］.甘肃中医，1992，5（1）：12-14.

［32］徐善元.李中梓治癃闭八法条辨［J］.浙江中医学院学报，1992，16（5）：34-35.

［33］任渭丽，董兴武，李中梓张景岳朱丹溪叶天士辨治疑难病举隅［J］.陕西中医函授，1992，1：22-24.

［34］金庆江，金庆雷.李中梓对吴中医学的影响［J］.江苏中医，1994，15（9）：45.

［35］冯恩波.李中梓治泻九法补识［J］.北京中医药大学学报，1994，17（3）：12-14.

174

［36］张英强.《医宗必读·不失人情论》出典考辨［J］.成都中医药大学学报，1995，18（4）：44-45.

［37］龚纯.明代军医组织的特点［J］.中华医史杂志，1987（1）：8.

［38］倪世美，张理梅.李中梓"水火阴阳论"浅析［J］.浙江中医学院学报，1995，19（2）：1-2.

［39］徐承祖.李中梓辨疑验案奥旨简析［J］.中医函授通讯，1996（6）：11-12.

［40］俞宜年，蔡光东.明代温补学派用药特色探析［J］.福建中医学院学报，1996，6（1）：32-33.

［41］王融冰.肝肾同源新证［J］.中医杂志，1996，37（1）：58-59.

［42］干祖望.名医与医德［J］.江苏中医，1996，17（3）：21.

［43］严寿钊.烧山火、透天凉与《周易》的方法［J］.上海中医药研究院学报，1998（1）：21.

［44］严寿钊.《乙癸同源论》发微［J］.中国中医基础医学杂志，1999,5(6)：51-54.

［45］辛达.谈谈《内经知要·道生》——樊正论畅谈《黄帝内经》（二）［J］.科技潮，2000（4）：108-110.

［46］职延广.李中梓先生及其传人与著作初考［J］.中国中医基础医学杂志，2000，6（2）：55-58.

［47］储全根.论命门为先天之本［J］.中国中医基础医学杂志，2001,7(4)：6-9.

［48］马向东.李中梓"肾为先天之本"论析［J］.安徽中医学院学报，2001，20（2）：4-6.

［49］颜新.亢害承制论源流谈［J］.上海中医药大学学报，2001，15（4）：20-22.

［50］金芷君.《（镌补）雷公炮制药性解》校勘后记［J］.医古文知识，2001，18（1）：30.

［51］陈雷.李中梓《医宗必读》"三因制宜"辨证观探析［J］.中医药学刊，2002，20（6）：755-756.

［52］朱炳林.大实有羸状 至虚有盛候［J］.中国中医药报，2002-01.

［53］李雅根.浅析从痰瘀互结论治老年性痴呆［J］.江西中医药，2002，33（2）：17.

［54］杨家茂.试述明代温补学派用药特色形成的原因［J］.中医文献杂志，2002（1）：16-17.

［55］戴裕光.补脾补肾说何为至要［J］.实用中医药杂志，2002，18（8）：43.

［56］黄彬，杨力强，浅谈"少火生气"理论对中医临床的指导意义［J］.陕西中医学院学报，2003，26（2）：12-13.

［57］常存库.《不失人情论》小考.中医药学报［J］.1986（2）：52.

［58］李晓康.李中梓脏腑辨证特色浅析［J］.中医药学刊，2003，21（5）：698-699

［59］宁在兰.医者三情［J］.家庭中医药，2003（9）：6.

［60］赵彬元，梁永林.《黄帝内经》中"变化"刍议［J］.浙江中医学院学报，2003，27（4）：84.

［61］吴小明，李如辉."肝肾同寄相火"的发生学考察［J］.福建中医药，2004年，35（6）：42-44.

［62］万四妹.浅析资化源学说［J］.安徽中医学院学报，2004，23（6）：6-8.

［63］张伯华.论情志治疗与医师素养［J］.中医药学刊，2004，22（7）：1233-1234.

［64］张晓艳，童昌珍.因机证治论"化源"及衍义［J］.长治医学院学报，2004，18（1）：60-61.

［65］何裕民.乙癸同源再论［J］.吉林中医药，1986（5）：3-4.

［66］马晓峰.《医宗必读》与脏腑辨证［J］.天津中医药，2004，21（4）：299-301.

［67］谷峰，李海权.《医宗必读》对《内经》"知人事"思想的发挥［J］.辽宁中医学院学报，2004，6（6）：447-448.

［68］季杰.浅析《内经知要》注经特点［J］.医古文知识，2004（1）：47-48.

［69］刘俊昌，陈荣洲.李中梓学术思想之研究［J］.中国医药，2005，16（1）：15-34.

［70］薛汉荣，程光宇.补中益气汤治疗慢性阻塞性肺病稳定期的理论探讨［J］.江西中医药，2005，36（9）：15-16.

［71］王维.李中梓治疗泄泻学术思想探讨［J］.中医研究，2005，18（5）：61-62.

［72］戴雨虹.李中梓治泻九法的临床应用［J］.实用中医内科杂志，2005，19（6）：511.

［73］陆昆雁."治病求本"之"本"当为脾胃［J］.国医论坛，2006，21（3）：51.

［74］宝玉金."脉症舍从"辨［J］.中医研究，2006，19（5）：12-13.

［75］李忠业.《医宗必读》治疗老年病学术思想探讨［J］.河南中医，2006，26（3）：22-24.

［76］高红霞，郭君，陈晓杨.《医宗必读》治泄九法临床应用经验总结［J］.辽宁中医杂志，2006，33（4）：395.

［77］陈丽平.李中梓淡渗治泻法的理论依据和运用要点［J］.河南中医，2006，26（12）：20-22.

［78］陈志杰.浅论李中梓的治疗观［J］，中华中医药学会第九届中医医史文献学术研讨会论文集萃，2006.

［79］李如辉."脾为后天本"理论的发生学探讨［J］.中医研究，2007，20（1）：1-2.

［80］孙海霞.脾肾互赞的理论渊源及其对后世的影响［J］.山西中医学院学报，2007，8（3）：14-15.

［81］谭学林.李中梓脾肾学说探讨［J］.浙江中医学院学报，1982（12）:1-3.

［82］张荣.肾非人生先天之本论［J］.中华中医药杂志，2007（增刊）：188-189.

［83］江星.李中梓《医宗必读》治泻9法之发挥［J］.河北中医，2007，29（2）：156-157.

［84］郝强收，刘更生.浅析李中梓医案脉诊特色［J］.山西中医，2007，23（6）：50-51.

［85］李永乐，马东，张锐.李中梓治疗泄泻学术思想探析［J］.河南中医，2007，27（11）：21-23.

［86］李佛基.泛新安医学初探［J］.中医药临床杂志，2008，20（5）：504-505.

［87］刘建树.论李中梓腹泻九法的辨证施治［J］.中西医结合与祖国医学，2008（12）：241-242.

［88］倪红梅，方盛泉《内经》"泄泻"之探析及演绎［J］.上海中医药杂志，2008，42（9）：45-47.

［89］周天寒.李中梓类中风辨治八法［J］.中医药导报，2008，14（10）：15-16.

［90］冯丽梅.吴中与新安医家的社会交往与互动［J］.中医文献杂志，2009（5）：51-53.

［91］张红梅，陈雪功.《医宗必读》辨证施治思想浅探［J］.中医杂志，2009，50（11）：1051-1052.

［92］徐晓东.李中梓治泻九法之运用［J］.吉林中医药，2009，29（12）：1098-1099.

［93］郝强收. 李中梓治疗积聚思想探微［J］. 辽宁中医药大学学报，2009，11（1）：68-69.

［94］马鑫，王立春. 李中梓治泄九法的临床具体运用，第二十一届全国中西医结合学会消化系统疾病学术会议：2009：286-287.

［95］宋瑞芳，王震. 癃闭从肺论治——读李中梓医案有感［J］. 辽宁中医药大学学报，2010，12（3）：159-160.

［96］杨奕望，吴鸿洲. 明代医家秦昌遇的诊疗规范和处方用药［J］. 南京中医药大学学报，2010，11（1）：42-45.

［97］王帅. 读《医宗必读》学习李中梓治泄九法［J］. 北京中医药，2011，30（1）：30-31..

［98］张娟. 李中梓治积聚方法探究，博士论文，2011.

［99］施荣伟. 论李中梓治癃闭7法［J］. 吉林中医药，2011，31（2）：99-100.

［100］李融之. 明季上海名医李中梓［J］. 上海中医药杂志，1955（8）：7-9.

［101］刘元. 明代医学家王肯堂的生平和著作［J］. 中医杂志，1960（1）：67-70.

［102］夏锦堂. 试论肝肾乙癸同源［J］. 江苏中医，1963（8）：8-9.

［103］福春波. 试论李中梓的学术思想及其主要成就［J］. 福建中医药，1963（5）：24-26.

［104］张学能. 李中梓九个泄泻治法的临床运用［J］. 中医杂志，1980（6）：51-54.

［105］徐荣斋. 李士材学派考略［J］. 上海中医药杂志，1980（2）：43-44.

［106］陈竹友. "医人皆相嫉害"辨［J］. 黑龙江中医药，1981（2）：44-46.

［107］俞宜年. 谈"先后天之本"（读李中梓《医宗必读》随笔）［J］. 福建中医，1982（3）：53-54.

［108］张觉人. 李中梓治疗老年病经验琐谈［J］. 中医杂志，1982（5）：9-10.

［109］李仁述. 易水学派的源流及贡献［J］. 中医药学报，1983（2）：51-53.

［110］张志远.明代益气三家传（下）［J］.山东中医学院学报,1985,9（2）:
62–66.

［111］章真如.论"乙癸同源"与"肾肝同治"［J］.辽宁中医杂志，1985
（10）:16–17.

［112］周天寒.《医宗必读》治喘十三法简析［J］.1986（1）:13.

汉晋唐医家（6名）

张仲景　王叔和　皇甫谧　杨上善　孙思邈　王　冰

宋金元医家（18名）

钱　乙　成无己　许叔微　刘　昉　刘完素　张元素
陈无择　张子和　李东垣　陈自明　严用和　王好古
杨士瀛　罗天益　王　珪　危亦林　朱丹溪　滑　寿

明代医家（25名）

楼　英　戴思恭　王　履　刘　纯　虞　抟　王　纶
汪　机　马　莳　薛　己　万密斋　周慎斋　李时珍
徐春甫　李　梴　龚廷贤　杨继洲　孙一奎　缪希雍
王肯堂　武之望　吴　崑　陈实功　张景岳　吴有性
李中梓

清代医家（46名）

喻　昌　傅　山　汪　昂　张志聪　张　璐　陈士铎
冯兆张　薛　雪　程国彭　李用粹　叶天士　王维德
王清任　柯　琴　尤在泾　徐灵胎　何梦瑶　吴　澄
黄庭镜　黄元御　顾世澄　高士宗　沈金鳌　赵学敏
黄宫绣　郑梅涧　俞根初　陈修园　高秉钧　吴鞠通
林珮琴　章虚谷　邹　澍　王旭高　费伯雄　吴师机
王孟英　石寿棠　陆懋修　马培之　郑钦安　雷　丰
柳宝诒　张聿青　唐容川　周学海

民国医家（7名）

张锡纯　何廉臣　陈伯坛　丁甘仁　曹颖甫　张山雷
恽铁樵